ÉPITHÉLIOMA PRIMITIF

DE

L'URÈTHRE

PAR

Melville WASSERMANN

Lauréat de l'Institut (Académie des Sciences)
Docteur des Facultés de médecine de Paris et de Heidelberg
Ancien assistant de la Clinique chirurgicale de Heidelberg

PARIS

G. STEINHEIL, ÉDITEUR

2, RUE CASIMIR-DELAVIGNE, 2

1895

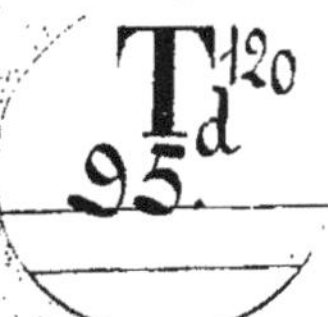

ÉPITHÉLIOMA PRIMITIF DE L'URÈTHRE

ÉPITHÉLIOMA PRIMITIF

DE

L'URÈTHRE

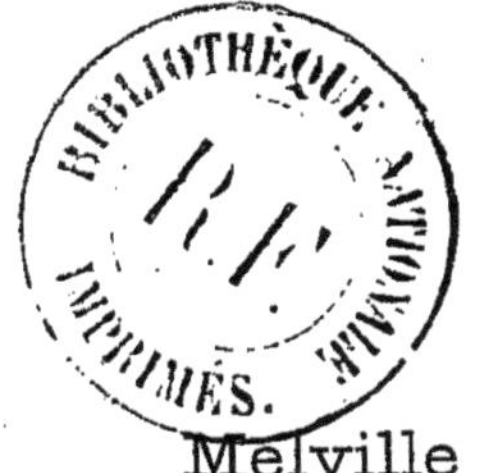

PAR

Melville WASSERMANN

Lauréat de l'Institut (Académie des Sciences)
Docteur des Facultés de médecine de Paris et de Heidelberg
Ancien assistant de la Clinique chirurgicale de Heidelberg

PARIS

G. STEINHEIL, ÉDITEUR

2, RUE CASIMIR-DELAVIGNE, 2

1895

ÉPITHÉLIOMA PRIMITIF DE L'URÈTHRE

INTRODUCTION

Au dernier Congrès de chirurgie (1), M. le professeur agrégé
Albarran a fait une communication sur un cas d'épithélioma primitif
de l'urèthre qu'il a eu l'occasion d'opérer au mois d'août 1894, et que
nous avons eu nous-même l'avantage d'examiner microscopiquement
au laboratoire de notre éminent maître, M. le professeur Guyon, à la
Clinique des voies urinaires, à l'hôpital Necker.

Depuis six ans que nous avons l'honneur de suivre ce service, c'était
la première fois que nous ayons observé un cas semblable, et pourtant
le nombre des malades qui ont défilé annuellement sous nos yeux est
légion.

Il nous a semblé qu'en raison même de la rareté du cas, il pourrait
être intéressant de rechercher dans la littérature scientifique des cas
semblables, de les réunir et de chercher à tirer de leur groupement
une description aussi complète que possible de cette affection.

Nos recherches n'ont pas tardé à nous montrer que cette affection
n'était pourtant pas aussi rare que pourrait le faire croire l'unique
exemple observé depuis fort longtemps dans le service de notre cher
maître ; nous avons pu nous convaincre également que cette affection
n'était pas l'apanage exclusif de l'homme, qu'il existait au contraire
un nombre supérieur d'observations chez la femme. Nous avons
essayé de les réunir toutes, nous avons pour cela porté nos investi-

(1) Lyon, 1894.

gations dans tous les périodiques qui nous fussent abordables. Nous ne nous berçons pas de l'espoir de ne pas en avoir laissé échapper quelques-unes. Le nombre de celles que nous avons pu colliger suffit néanmoins pour nous permettre d'espérer que la description que nous allons tracer de cette affection correspond à la réalité des faits.

Jusqu'à présent, les auteurs qui se sont occupés de notre sujet ont cru devoir établir une délimitation nette entre cette affection chez l'homme et chez la femme. Après mûre réflexion, nous nous sommes décidé à les rapprocher, au contraire, et notre travail justifiera, nous l'espérons, cette tentative; on verra, en effet, que les seules différences que nous avons à signaler sont des différences d'ordre anatomique, d'ailleurs tout à fait secondaires.

Les caractères essentiels de l'affection sont semblables dans les deux sexes et justifient complètement leur rapprochement. On sera peut-être étonné de trouver également dans notre travail toutes les observations publiées de « cancer de la glande de Cowper ».

Mais cet organe présentant des connexions tellement étroites avec le canal de l'urèthre, dont il forme en quelque sorte un simple appendice glandulaire, il était à prévoir, ce qui a été du reste confirmé par nos recherches, que l'analogie entre le cancer de cette glande et l'épithélioma primitif de l'urèthre, tant au point de vue anatomique que clinique, serait telle que nous aurions à envisager continuellement la possibilité de les confondre. Telles sont les raisons qui nous ont fait réunir dans une même description, l'épithélioma primitif de l'urèthre chez l'homme, celui de la femme et le cancer de la glande de Méry.

Mais avant d'entrer dans le fond de notre sujet, il nous est un agréable devoir de remercier ici tous ceux qui nous ont accueilli avec une si grande bienveillance.

M. le professeur Guyon a été pour nous plus qu'un maître. Il nous a ouvert, avec une bonté que nous n'oublierons jamais, les portes de son laboratoire. Depuis six ans que nous avons l'honneur d'y travailler journellement, il a bien voulu suivre, avec un intérêt presque paternel, les différentes recherches que nous y avons entreprises, bien plus il nous a fait souvent l'honneur de les provoquer en nous associant à celles qui avaient pour lui un intérêt particulier. Qu'il veuille bien recevoir ici l'assurance de notre profonde et éternelle reconnaissance et de notre entier dévouement.

Nos bons maîtres et amis, Albarran et Hallé, n'ignorent pas les sentiments de grande affection que nous avons pour eux.

Il nous est agréable de les en assurer une fois de plus et de leur dire combien nous avons été touché de l'affectueuse amitié qu'ils nous ont accordée et des aimables relations qu'un commerce journalier n'a fait que rendre plus cordiales.

Nos excellents amis Chabrié, Chevalier, Janet, Legueu, Noguès et Reblaub connaissent trop bien nos sentiments à leur égard pour que nous ayons besoin de les leur exprimer à nouveau ici.

HISTORIQUE

L'épithélioma de l'urèthre est une maladie assez rare, ce qui explique facilement que les traités de chirurgie et les dictionnaires classiques ne font que mentionner très brièvement cette affection qui nous intéresse plus spécialement et dont nous avons pu réunir dans la bibliographie internationale un nombre assez considérable d'observations.

C'est surtout dans la littérature médicale allemande que nous trouvons une analyse plus détaillée de cette maladie, et cependant le premier cas connu fut une observation française relatée par Thiaudière, en 1834, dans le *Bulletin général de thérapeutique*.

Les communications dans la littérature française touchant notre sujet sont très laconiques.

Dans le *Dictionnaire de médecine ou répertoire général des sciences médicales* en trente volumes (1846, deuxième édition), on peut lire que : « le cancer de l'urèthre chez la femme coïncide ordinairement avec le cancer du vagin, de l'utérus, de la vessie, et se trouve incurable dans la plupart des cas. Nous n'aurions donc rien à dire sur cette affection, si nous ne tenions à rappeler un fait intéressant, dû à M. Riberi (de Turin) ». On donne ensuite le court résumé du cas du chirurgien italien que nous publions dans les observations.

En 1852, M. Jarjavay écrit dans son *Traité d'anatomie chirurgicale*, vol. I, p. 345 : « Des tumeurs peuvent se former dans l'épaisseur de la paroi uréthrale de la femme ou à sa surface interne. Elles sont rares les unes et les autres. Le cancer de la vulve s'étend quelquefois à l'urèthre. En 1846, j'ai observé un cancer borné à la partie inférieure de ce canal chez une femme de la province, qui mourut plus tard à la suite d'une affection cancéreuse générale. »

Dans le livre de J.-N. Demarquay sur les *Maladies chirurgicales du pénis*, Paris, 1877, aucune mention n'est faite de l'épithélioma primitif de l'urèthre.

En parlant de l'état de l'urèthre dans le cancer du gland, l'auteur dit : « Mais, chose remarquable, bien que le cancer ait envahi le gland, qu'il ait même détruit en partie cet organe, presque constamment l'urèthre reste sain... »

M. Bouilly, dans le *Manuel de pathologie externe*, vol. IV, p. 154, en parlant des tumeurs de l'urèthre, s'exprime ainsi :

« Les tumeurs de l'urèthre appartiennent d'une manière presque exclusive au sexe féminin. »

Dans le *Traité élémentaire de pathologie externe* de MM. Follin et Duplay, 1888, vol. VII, p. 128, on trouve le passage suivant :

« Le cancer primitif de l'urèthre (épithélioma) présente une rareté extrême et presque toujours l'organe est envahi secondairement. »

Plus récemment nous rencontrons quelques thèses de Paris qui s'occupent de notre sujet ;

1° *Du cancer primitif du vestibule et de la vulve*, par M. Lahaye, 1888.

2° *Du cancer primitif du méat urinaire chez la femme*, par L. Soullier, 1889.

3° *Des tumeurs péri-uréthrales chez la femme*, par E. Daumy, 1895.

4° *De l'épithélioma primitif de l'urèthre prémembraneux*, par P. Carcy, 1895.

C'est surtout ce dernier travail qui nous intéresse plus spécialement.

A la suite d'un cas opéré l'année dernière par M. Bazy, l'auteur a colligé dans la littérature tous les faits qu'il a pu trouver sur l'épithélioma primitif chez l'homme. Il en a réuni 17 observations, et il y a ajouté encore trois communications sur le carcinome de la glande de Cowper.

Bien que ce travail paraisse le plus complet que nous ayons trouvé dans la littérature française, nous sommes forcé de mentionner que plusieurs cas avérés d'épithélioma primitif de l'urèthre ont échappé à son auteur ; ce sont ceux de Thiaudière, de Grünfeld, de Beck, de Buday et de Fuller. D'autre part, nous montrerons plus loin que plusieurs observations publiées par M. Carcy ne sont pas du tout des cas typiques d'épithélioma primitif de l'urèthre.

La littérature italienne nous donne 5 observations de cancer péri-uréthral chez la femme. Ce sont les cas de Riberi et de Melchiori.

En Angleterre et en Amérique, la néoplasie dont nous nous occupons a été l'objet de plusieurs publications.

Les observations de Hutchinson, de Griffiths, de Beck, de Fuller, de Munn, de Thomas, etc., en donnent le témoignage. Mais nous ne trouvons pas un travail d'ensemble anglais sur ce sujet.

Griffiths dit, au commencement de sa communication : « Il se pourrait que cette affection (épithélioma) de l'urèthre ne fût pas aussi rare que nos classiques et nos traités de chirurgie voudraient nous le faire supposer. »

A. Skene dans son livre *Diseases of the Bladder and Urethra in Women* (New-York, 1887) en parlant des néoplasies épithéliales, écrit :

« L'existence d'une affection cancéreuse de l'urèthre de la femme comme maladie primitive est mise en doute par un grand nombre d'auteurs ; mais il en existe probablement quelques observations. En effet, comme manifestation secondaire cette maladie est assez rare, car dans les cas où la néoplasie en question se propage de l'utérus ou des organes voisins à la vessie, la mort survient ordinairement avant que l'urèthre ne soit envahi. »

C'est surtout à la littérature allemande que nous avons emprunté la majorité de nos observations. Plusieurs auteurs se sont plus spécialement occupés de notre sujet et nous trouvons quelques travaux d'ensemble qui traitent de l'épithélioma primitif de l'urèthre chez l'homme et chez la femme.

Par ordre chronologique nous enregistrons les mémoires suivants :

F. Winckel. Die Krankheiten der weiblichen Harnröhre und Blase. *Deutsche Chirurgie*, L. 62, ch. IV.

C. Kaufmann. Krankheiten der männlichen Harnröhre und des Penis. *Deutsche Chirurgie*, L. 50, 1886, ch. XI.

Dans ces deux communications, nous trouvons le sujet en question longuement exposé et discuté. Les auteurs donnent une analyse courte de tous les cas publiés à ce moment-là. Ce sont les deux mémoires qui ont servi de guides aux publications postérieures.

En 1891, O. Witzenhausen publie dans les *Beiträge zur klinischen Chirurgie de Bruns*, vol. VII, p. 571, un court travail sur *l'épithélioma primitif de l'urèthre chez l'homme*. Il relate deux cas inédits opérés à la clinique de Heidelberg par M. le professeur Czerny et discute le sujet longuement. Un peu plus tard, nous trouvons trois thèses qui s'occupent des néoplasmes de l'urèthre chez la femme. Ce sont les mémoires suivants :

1° H. Ueberschuss. *Beiträge zu der Lehre von den primären Carcinomen der weiblichen Urethra*, Würzburg, 1891.

2° W. Dietzer. *Ueber Carcinom der weiblichen Urethra*, Berlin, 1893.

3° S. Goldschmidt. *Zur Kasuistik der Tumoren der weiblichen Harnröhre*, Berlin, 1893.

Dans ces trois thèses on trouve un assez grand nombre d'observations publiées et analysées.

Nous serions entraîné trop loin si nous voulions mentionner ici toutes les publications faites sur notre sujet, nous devons cependant parler des deux communications viennoises de :

M. Schustler. Ueber einen Fall von Epithelialcarcinom in der Kontinuität der männlichen Harnröhre. *Wiener. med. Wochenschrift*, 1881, n° V, VI.

Et de R. Trzebicki. Ein Fall von primärem Krebs der männlichen Harnröhre. *Wien. med. Wochenschrift*, 1884, XX, XXI.

Le premier de ces cas fut une surprise d'amphithéâtre. Dans la deuxième publication nous trouvons un des cas opéré de bonne heure. Les deux auteurs donnent une description histologique détaillée de leurs pièces.

Les ouvrages allemands d'anatomie pathologique et de chirurgie parlent presque tous du carcinome de l'urèthre.

Rokitansky (*Lehrbuch der pathol. Anatomie*, 1861, III, p. 230) mentionne la dégénérescence encéphaloïde et la destruction de l'urèthre chez l'homme à la suite d'une tumeur primitive du pénis, la destruction de la portion antérieure de l'urèthre dans le cancroïde du gland, la destruction de l'urèthre de la femme après invasion d'un carcinome de l'utérus ou du vagin ; mais il ne cite comme carcinomes primitifs de l'urèthre que les quelques cas rares de carcinomes encéphaloïdes ou colloïdes, grands comme des grains de millet ou des haricots, qu'on rencontre à côté des cancers des organes génito-urinaires.

Dans le traité d'*Anatomie pathologique* de Förster, 1863, II, p. 551, on trouve mentionnés des cancers de la paroi uréthrale comme propagation d'un cancer de la vessie, de la prostate ou de la verge.

Emmert (*Lehrbuch der Chirurgie*, 1862, II, p. 682) trouve que l'urèthre est presque toujours secondairement envahi par la dégénérescence carcinomateuse.

König (*Lehrbuch der Chirurgie*, 1877, II, p. 319) écrit en parlant des rétrécissements de l'urèthre : « Il faut mentionner, pour traiter le sujet d'une manière complète, que les rétrécissements de l'urèthre sont dans quelques rares cas occasionnés par l'épithélioma, par le sarcome et par les tubercules. »

Birch-Hirschfeld, dans *Lehrbuch der patholog. Anatomie*, vol. II, 1885, p. 741, dit :

« Le carcinome n'envahit que rarement l'urèthre; il s'agit dans ces cas d'un cancer primitif assez rare des organes génitaux externes et de la vulve chez la femme. Le carcinome primitif de l'urèthre est d'une rareté exceptionnelle. Chez l'homme l'urèthre est quelquefois envahi à son orifice externe par les néoplasies cancéreuses du gland, tandis que dans la portion prostatique le carcinome de la prostate se propage au canal. »

Englisch écrit dans *Zuelzer : Klin. Handbuch der Harn. und Sexualorgane*, 1894, vol. VI, p. 206 :

« Parmi les autres observations de néoplasies, nous n'avons à enregistrer que celles des carcinomes. Ceux-ci envahissent l'urèthre secondairement, venant des organes voisins, où ils se développent à la suite d'une transformation d'une ulcération existante ou d'un trajet fistuleux. Le cancer primitif est extrêmement rare. Il n'en existe que quelques observations isolées, qui ne permettent pas d'en tracer un portrait fidèle. Le cancer de l'urèthre nécessite en général, à cause du diagnostic tardif, des interventions sérieuses. »

Güterbock (*Die Krankheiten der Harnröhre und der Prostata*, 1890, I, p. 116, 160) répète que le cancer primitif de l'urèthre chez l'homme est un fait très rare.

On en trouve chez la femme, où ils se développent comme tumeurs intra ou péri-uréthrales. Les affections néoplasiques secondaires de l'urèthre de la femme sont cependant beaucoup plus fréquentes.

E. Lesser, dans *Die specielle Chirurgie in 50 Vorlesungen*, 1895, p. 161, parle d'une façon assez complète de notre sujet. Il écrit : « Parmi les tumeurs épithéliales, l'épithélioma de l'urèthre a une grande importance à côté des kystes bénins de la muqueuse uréthrale et des glandes de Cowper. On le rencontre ou sous forme d'un véritable cancer épithélial primitif, ou, ce qui est plus fréquent, comme tumeur secondaire, à la suite de la propagation à l'urèthre d'un carcinome de la vessie, de la prostate ou du gland. »

La littérature sur les tumeurs de la glande de Cowper se réduit à trois communications, dont une française de Paquet et Hermann et deux allemandes de Kaufmann et de Pietrzikowski.

Il nous a paru utile de donner sous forme de tableaux tous les cas que nous avons pu réunir. De cette façon, le lecteur pourra rapidement se rendre compte des observations que nous donnerons en détail à la fin de notre travail.

Qu'il nous soit permis d'ajouter ici quelques courtes réflexions critiques sur les communications publiées.

Nous avons suivi l'exemple des auteurs précédents en publiant les 3 cas de carcinome de la glande de Cowper connus jusqu'ici. Nous croyons que le carcinome de cette glande présente d'assez grandes analogies avec l'épithélioma de l'urèthre pour justifier ce rapprochement.

Nous avons trouvé 20 observations d'épithélioma chez l'homme et 24 chez la femme.

Tous ces cas ne sont cependant pas de véritables épithéliomas primitifs.

Dans les observations de Riberi, Melchiori, Schlesinger, Winckel (n° III) et Reichel (n° III) nous avons affaire à des tumeurs péri-uréthrales, mais il nous paraît impossible de séparer chez la femme l'épithélioma uréthral de la tumeur péri-uréthrale. Les symptômes sont les mêmes dans les deux espèces. Peut-être qu'un examen plus attentif aurait-il permis de supprimer le mot *péri-uréthral ?*

Dans les deux cas de Poncet mentionnés par M. Carcy, il s'agit d'un épithélioma intra-périnéal, c'est-à-dire d'une transformation épithéliomateuse d'une fistule urinaire. On devrait par conséquent écarter ces deux communications,

Le cas n° 2 de Guiard, qui figure également dans la thèse de M. Carcy, n'est pas non plus un épithélioma de l'urèthre, c'est une simple transformation épithéliale d'un trajet fistuleux, comme nous en avons observé plusieurs cas en collaboration avec notre ami Noël Hallé dans le service de M. le professeur Guyon à Necker. Le premier cas de Guiard (observ. n° 11) que nous publions est un véritable cas d'épithélioma de l'urèthre.

Enfin l'observation de M. Billroth, citée par M. Carcy, est plus que douteuse. Ce chirurgien émet lui-même un doute sur le diagnostic de son cas ; il n'ose pas se prononcer sur le point de savoir s'il s'agissait d'un carcinome ou d'un sarcome de l'urèthre, n'ayant pas assisté à l'examen de la pièce anatomique.

Pour être tout à fait sûr du diagnostic, on devrait accepter seulement comme certains les cas où un examen histologique a été fait. Mais pour ne pas paraître incomplet nous avons jugé utile de réunir dans nos tableaux toutes les observations qui ont été publiées jusqu'à ce jour, tout en faisant des réserves sur la nature histologique de la tumeur. Ces cas douteux ont été imprimés en italique.

TABLEAU I. — **Épithélioma primitif de l'urèthre chez l'homme.**

N°	NOM DE L'OBSERVATEUR ET INDICATION BIBLIOGRAPHIQUE	AGE DU MALADE	NATURE HISTOLOGIQUE	DATE DU DÉBUT	TRAITEMENT	RÉSULTAT SURVIE	REMARQUES
1	**P.-D. Thiaudière**. *Bulletin général de Thérapeutique*, t. VII, 1884.	Jeune homme	*Tumeur carcinomateuse.*	Plusieurs mois.	Excision de la tumeur 7 fév. 1831. Récidive opér. le 26 avr. 1831.	Guérison.	Pas d'examen histologique.
2	**C. Thiersch**. *Der Epithelialkrebs namentlich der Haut*, p. 283. Leipzig, 1865.	60	Epithélioma pavimenteux lobulé.	Plusieurs années.	Taille périnéale. Juin 1858.	Mort. 3 juill. 1858.	
3	**Hutchinson**. *Transact. of Path. Soc. of London*, vol. XIII, 1861-62, p. 167.	22	Epithélioma.	3 semaines.	Amputation du pénis. Nov. 1860. Taille périnéale.	Récidive après 3 mois.	Récidive opérée. Cautérisation au chlorure de zinc. Guérison 8 mois après.
4	**Th. Billroth**. *Chirurgische Klinik, Zürich*, 1860-67, p. 344.	50	Epithélioma ou sarcome?	12 mois.	—	—	Tumeur découverte à l'autopsie. Pas d'examen histologique.
5	**E. Albert**. *Lehrbuch der Chirurgie*, 1885, édit. III, vol. IV, p. 230.	55	*Carcinome.*	12 ans.	Résection de l'urèthre. 1874.	Mort.	Mort de septicémie quelques jours après l'opération.
6	**Czerny-Witzenhausen**, in BRUNS. *Beiträge zur Klin. Chirurgie*, vol. VII, p. 571.	48	Epithélioma.	3 mois.	Taille périnéale. 5 avril 1877.	Mort après 6 m.	
7	**Salzer-Grünfeld**. *Die Endoskopie der Harnröhre und Blase*, Deutsche Chirurgie. Lief. 50, p. 193.	59	*Carcinome.*	8 mois.	—	Mort après 3 m.	Diagnostic fait par l'endoscope.
8	**Weinlechner - Schustler**. *Wiener med. Wochenschrift*, 1881. N° V, VI, p. 120.	72	Epithélioma.	?	—	Mort après 5 m.	Tumeur trouvée à l'autopsie.
9	**Poncet**. *Gazette hebdomad.*, 1881, p. 282.	56	*Epithélioma intrapérinéal.*	20 ans.	—	?	
10	**Poncet**. *Loc. cit.*	60	*Cancer profond de la verge.*	?	Incision. Janvier 1880	Mort octob. 1880.	
11	**Guyon-Guiard**. *Annales des Maladies des organes génito-urinaires*, 1883, VIII, IX, p. 513.	52	Épithélioma.	15 mois.	Uréthrotomie interne. 20 sept. 1882. Uréthrotomie externe. 28 oct. 1882.	Mort 6 fév. 1883.	
12	**Mikulicz-Trzebicki**. *Wiener med. Wochenschrift*, 1884, N° XX, XXI.	68	Épithélioma.	6 mois.	Amputation du pénis. 19 nov. 1883.	Récidive régionale après 4 m.	
13	**Humphry - Griffiths**. *Transact. of Path. Soc. of London*, vol. XL, 1888/89, p. 177.	70	Épithélioma.	2 mois.	Taille périnéale. 20 mai 1887.	Mort 6 juin 1887.	Mort d'une hémiplégie.
14	**Czerny-Witzenhausen**. *Loc. cit.*	55	Épithélioma.	6 mois.	Taille périnéale. 30 janv. 1889.	Mort 8 juin 1880.	Marasme.
15	**Marcus Beck**. *International Clinics*, 1892, série II, vol. II, p. 256.	61	Épithélioma.	6 mois.	Taille périnéale. 22 mai 1890.	?	
16	**Oberländer**. *Internat. Centralblatt für Harn & Sexualorgane*, IV, 1893, p. 244. et **Rupprecht**. *Centralblatt für Chirurgie*, 1894, n° 46, p. 119.	69	*Carcinome villeux.*	4 mois.	Résection de l'urèthre. 20 janv. 1893.	Pas de récidive au bout de 21 mois.	Diagnostic endoscopique de la tumeur avant l'opération.
17	**Buday**. *Langenbecks Archiv.*, vol. 49, p. 101.	67	*Carcinome papillaire kystique.*	12 mois.	Amputation du pénis. 7 mai 1894.	?	
18	**Bazy-Carcy**, in CARCY. Thèse Paris, 1895, 30 mai.	62	Épithélioma.	5 mois.	Emasculation totale. 3 juil. 1894.	Pas de récidive 10 mois.	Cystostomie sus-pubienne. 10 novembre 1894.
19	**Albarran**. *Gaz. des hôpitaux*, 15 nov. 1894, n° 132, et *Congrès de chirurgie franç.*, 1894, Lyon, 8° Session, p. 140.	43	Épithélioma.	4 ans.	Emasculation totale. 1er août 1895.	Récidive après 9 m. Mort. juillet 1895	Voir : Observation n° 19. Dans le texte.
20	**Fuller**. *Journal of cutan. and genito-urinary Diseases*, 1895, avril.	Vieillard	Épithélioma.	?	—	Mort.	

TABLEAU II. — **Epithélioma primitif de l'urèthre chez la femme.**

N°	NOM DE L'OBSERVATEUR ET INDICATION BIBLIOGRAPHIQUE	AGE DU MALADE	NATURE HISTOLOGIQUE	DATE DU DÉBUT	TRAITEMENT	RÉSULTAT SURVIE	REMARQUES
1	**Riberi** (de Turin), in M. LA-HAYE. Thèse Paris, 1888, n° 96,	58	*Squirrhe.*	47 ans.	Résection totale de l'urèthre. 2 juin 1844.	Bon.	Incontinence d'urine passagère.
2	**Melchiori.** *Ibid.* Obs. IV.	65	*Cancroïde péri-uréthral.*	8 ans.	Résection de l'urèthre et de la paroi antérieure du vagin. 2 mars 1854.	Bon.	Pas d'incontinence.
3	**Melchiori.** *Ibid.* Obs. I.	49	*Carcinome péri-uréthral.*	2 mois.	Résection. 12 avril 1862.	Pas de récidive après 6 ans.	
4	**Melchiori.** *Ibid.* Obs. I.	52	*Squirrhe péri-uréthral*	4 mois.	Palliatif.	Mort. sept. 1866.	Mort dans un état cachectique.
5	**Melchiori.** *Ibid.* Obs. III.	51	*Cancroïde péri-uréthral.*	2 ans.	Palliatif.	?	
6	**Schlesinger.** *Wochenblatt der K. K. Gesellschaft der Aerzte.* Wien, 1868, vol. VIII, p. 269.	58	*Cancroïde péri-uréthral.*	?	?	Mort. 20 avr. 1867.	Pièce trouvée à l'autopsie.
7	**Bardenheuer.** *Jahresbericht 1875 des Kölner Bürgerspitals.* Cologne, 1876, p. 222.	30	*Carcinome.*	6 mois.	Curettage. 22 octobre 1875.	Mort 8 j. après.	Mort d'une hydronéphrose.
8	**Thomas.** *Americ. Journ. of Obstetrics,* 1877, p. 114.	29	*Carcinome.*	2 mois.	Résection de l'urèthre au galvano-cautère.	Guérison 26 déc. 1876	
9	**Winckel.** *Pathologie der weiblichen Sexualorgane.* Leipzig, 1881, p. 99.	58	Épithélioma.	?	Résection de l'urèthre. 19 juill. 1878.	Guérison après 8 ans.	
10	**Winckel.** *Loc. cit.*	86	Épithélioma.	15 mois.	?	Mort 15 oct. 1878	
11	**Péan.** Thèse *Soullier.* Paris, 1889, avril, n° 203.	54	Épithélioma.	5 mois.	Excision. 20 mai 1880.	Récidive.	Récidive opérée au thermo-cautère le 30 octobre 1880. Guérison.
12	**Richet,** in Thèse SOULLIER.	64	Épithélioma.	6 mois.	Extirpation.	Pas de récidive après 5 mois.	
13	**Picqué,** in Thèse SOULLIER.	60	Épithélioma.	?	Extirpation au Paquelin. 21 novembre 1887.	Pas de récidive après 8 mois.	
14	**Lwow.** *Wratch,* 1889, p. 745.	46	Épithélioma.	2 ans.	Excision de la tumeur. 20 septembre 1888.	Pas de récidive 6 m. après.	Plusieurs opérations antérieures pour des polypes de l'urèthre.
15	**Winckel-Frankenthal.** *Münchener med. Wochenschrift,* 1889, n° XII, p. 197.	43	*Carcinome péri-uréthral.*	12 mois.	Excision au Paquelin. 25 janv. 1889.	Récidive après 6 semaines.	Mère morte de cancer de l'utérus. Incontinence d'urine.
16	**Reichel.** *Sitzungsberichte der Würzburg. Phys.-med. Gesellschaft,* 1891, 9 mai.	64	Épithélioma.	6 semaines.	Résection totale de l'urèthre.	?	Incontinence d'urine.
17	**Reichel.** *Loc. cit.* et *Ueberschuss.* Thèse Würzburg, 1891.	62	Épithélioma.	1 mois.	Palliatif.	?	Incurable.
18	**Munn.** *Medical News,* 1892, LX, p. 489.	64	Épithélioma.	6 mois.	Palliatif.	?	
19	**Veit-Dietzer,** in Thèse DIETZER. Berlin, 1893.	59	Épithélioma.	9 mois.	Résection totale de l'urèthre. 16 février 1892.	Pas de récidive après 11 mois.	Incontinence d'urine. Guérie par opération plastique.
20	**Landau-Goldschmidt.** in Th. Goldschmidt, Berlin. 25 mars 1893.	57	Épithélioma.	6 semaines.	Dilatation de l'urèthre.	Mort après 8 jours.	
21	**Reichel.** Observ. inédite. Lettre de l'opérateur du 14 déc. 1894.	59	*Carcinome péri-uréthral.*	?	Résection totale de l'urèthre. 28 jan. 1893.	Pas de récidive après 20 mois.	Récidive ganglionnaire opérée le 15 avril 1893. Guérison depuis.
22	**Zweifel.** *Centralblatt für Chirurgie,* 1893, n° 37, p. 785.	38	Épithélioma.	Plusieurs années.	Résection totale de l'urèthre. Symphyséotomie. Laparotomie.	Pas de récidive. après 7 mois.	Formation d'un urèthre artificiel (fistule vesico-abdominale).
23	**Marchand-Daumy,** in Daumy. Thèse Paris, 1895, 29 mai.	72	Épithélioma.	30 mois.	Curettage. Av. 1894	?	
24	**Guyon - Albarran,** inédite. (Obs. 44.)	56	Épithélioma.	25 ans.			

TABLEAU III. — **Carcinome de la glande de Cowper.**

N°	NOM DE L'OBSERVATEUR ET INDICATION BIBLIOGRAPHIQUE	AGE DU MALADE	NATURE HISTOLOGIQUE	DATE DU DÉBUT	TRAITEMENT	RÉSULTAT SURVIE	REMARQUES
1	**Paquet-Herrmann.** *Journ. de l'anatomie et de la physiologie,* 1884, p. 615.	65	Epithélioma (Cylindrome).	?	Extirpation au Paquelin. Oct. 1882.	Pas de récidive après 2 ans.	
2	**Kocher-Kaufmann.** *Deutsche Chirurgie.* Lief. 50 A.	57	Carcinome (Cylindrome).	2 ans.	Excision. 6 juin 1883.	Récidive apr. 18 m. Guérison.	Récidive opérée le 19 nov. 1884. Guérison.
3	**Gussenbauer-Pietrzikowski.** *Zeitschrift für Heilkunde,* VI, p. 421. Prague, 1885.	19	Carcinome.	3 mois 1/2.	Extirpation. 14 août 1884.	Pas de récidive locale.	Mort d'une autre affection.

Anatomie pathologique.

L'aspect macroscopique d'un épithélioma de l'urèthre varie suivant
le sexe des malades. Chez la femme on a souvent l'occasion d'observer
la tumeur au début de son développement et l'inspection oculaire
directe, plus facile chez elle que chez l'homme, nous met à même
d'en donner une description assez complète.

L'épithélioma se développe plus volontiers autour du méat urinaire
externe et occupe surtout la portion périphérique du canal uréthral.
La paroi inférieure de la cloison uréthro-vaginale est plus fréquemment le siège de la tumeur.

Mais nous avons trouvé plusieurs cas où la paroi supérieure, le
clitoris et même les tissus rétro-pubiens étaient envahis par le
néoplasme. On a décrit dans la paroi inférieure de l'urèthre de la
femme quelques conduits glandulaires, qu'on considère comme des
canaux de Gartner, persistants. M. Schüller en a donné une
description détaillée dans les *Archives de Virchow*, vol. 94, n° IV,
p. 405, 1883. Ces conduits sont tapissés par un épithélium cylindrique stratifié pareil à cette catégorie d'épithélium de transition
qu'on rencontre dans les conduits excréteurs des voies urinaires.

Un épithélioma uréthral aurait très bien pu prendre son point de
départ dans ces canalicules. Si la tumeur se développe vers la cavité
vaginale, nous serons en présence d'un épithélioma péri-uréthral,
tandis que le développement du côté de la lumière uréthrale nous
donnera un épithélioma uréthral.

Ces deux espèces d'épithélioma chez la femme, la variété uréthrale
et péri-uréthrale, ont, en effet, trop de points de ressemblance pour
autoriser cette distinction. Nous croyons qu'on devrait supprimer le
terme péri-uréthral et désigner les deux formes simplement comme
épithélioma uréthral.

L'aspect macroscopique de l'épithélioma uréthral chez la femme est
celui de tous les cancroïdes des muqueuses : on voit une tumeur d'un

rouge foncé, charnue, de consistance plus ou moins dure, rugueuse, mamelonnée, à surface bourgeonnante, facilement saignante. Au bout d'un certain temps de l'affection, elle s'ulcère; des cratères se forment à sa surface, un suc ichoreux, une sanie fétide s'écoulent de la néoformation. La tumeur, circonscrite au début, ronge les tissus avoisinants et se transforme en grande ulcération à bords déchiquetés, indurés. En l'incisant elle est friable, elle crie sous le scalpel.

Sous le microscope nous trouvons les mêmes caractères que dans l'épithélioma uréthral chez l'homme.

Plus caché à nos yeux, localisé dans l'intérieur des tissus à une certaine profondeur, l'épithélioma chez l'homme reste longtemps inaperçu. Aussi n'existe-t-il que deux observations classiques dans lesquelles on a donné une description macroscopique précoce de cette affection. Ce sont les cas de Grünfeld de Vienne, et d'Oberländer de Dresde. Ces chirurgiens ont fait l'examen endoscopique des urèthres de leurs malades.

Grünfeld a vu deux petites tumeurs polypiformes un peu plus grosses que des grains de chènevis, dont une, implantée avec un petit pédicule sur la muqueuse bleuâtre, était d'une couleur blanc jaunâtre. Une troisième petite néoformation siégeant dans la région du verumontanum, ayant une couleur à moitié rose pâle, à moitié grisâtre et sillonnée à sa surface de vaisseaux sanguins, remplissait tout l'urèthre. On constatait à la périphérie de cette tumeur une excavation rouge foncé (ulcération?) La muqueuse uréthrale tout autour du néoplasme était de couleur foncée, livide, et saignait très facilement.

L'image endoscopique du cas d'Oberländer nous montre à la surface inférieure de l'urèthre une cicatrice semi-lunaire, blanchâtre, entourée d'une muqueuse grisâtre, sèche. Le reste de la muqueuse uréthrale, presque jusqu'au niveau du gland, avait la même couleur terne et était sillonnée de plusieurs anciennes cicatrices. La tumeur apparaissait derrière la cicatrice, elle avait nettement la forme d'une framboise, d'un beau rouge, irrégulièrement mamelonnée à sa surface et saignait facilement.

De tous les autres cas, la description directe intra-uréthrale de l'épithélioma nous manque.

Quand les malades se présentent, nous voyons : une verge plus ou moins tuméfiée, œdématiée. Souvent il y a un phimosis ou un para-phimosis. Le pénis est dur, uniformément gonflé; on sent dans le corps de l'organe une induration de longueur variable.

Dans le cas de Billroth, on trouve la mention suivante : « Au milieu de la verge on sent une induration qui donnait l'impression d'un bout de sonde cassée qui serait resté dans le canal. »

Dans beaucoup d'observations, les auteurs insistent tout particu-lièrement sur la présence d'une grande cavité située en amont du néoplasme. Les parois de cette anfractuosité sont déchiquetées, souvent couvertes de dépôts calcaires et autres provenant de la décom-position de l'urine stagnante.

Dans presque tous les cas on trouve des fistules. Celles-ci choi-sissent avec prédilection les régions scrotale ou périnéale, mais on en trouve aussi qui s'ouvrent sur le pubis, comme dans notre cas.

L'existence de ces fistules est très intéressante. Nous y reviendrons plus loin.

Dans presque un tiers des cas, les ganglions inguinaux sont tuméfiés.

Sous le microscope, nous trouvons presque toujours la variété de l'épithélioma pavimenteux lobulé. Au milieu d'un stroma fibreux on trouve, irrégulièrement dispersés, des boyaux épithéliaux qui se prolongent à une profondeur plus ou moins grande dans le derme. Le stroma qui sépare ces formations épithéliales les unes des autres est souvent le siège d'un processus inflammatoire; l'infiltration parvi-cellulaire y domine. Par ci par là on voit des traînées de cellules épithéliales s'insinuer dans ces interstices, il s'agit probablement ici du mode de propagation de la tumeur. Presque jamais on ne trouve de restes de la muqueuse normale. Celle-ci a disparu, détruite par le processus nécrotique et a cédé la place à l'épithélioma. Les éléments caractéristiques de cette néoplasie se présentent tantôt sous forme de longs boyaux cylindriques dans lesquels les cellules épithéliales à type épidermique se rencontrent sans aucun ordre, nous trouvons des amas de grosses cellules polygonales, cubiques.

Tantôt nous voyons ces boyaux se renfler à leurs extrémités. Ils prennent la forme d'une massue, d'une raquette. Les cellules y sont distribuées d'une façon spéciale. Concentriquement arrangées à la surface de ces renflements terminaux, on trouve des cellules hautes, polygonales, qui occupent une ou plusieurs rangées ; plus on s'avance vers le milieu de ces formations plus les cellules s'aplatissent. Elles subissent un processus de kératinisation épidermique. Les cellules les plus centrales sont devenues cornées, tout à fait lamellaires, elles ont perdu leur noyau. Elles sont imbriquées les unes sur les autres et forment finalement les globes épidermiques. Quelquefois on a rencontré de véritables boules perlées.

En avant mais surtout en arrière de la tumeur, l'urèthre présente toutes les altérations d'une uréthrite chronique, qu'on observe dans les autres cas de rétrécissement. Nous trouvons un épithélium épaissi, les aréoles du corps spongieux plus ou moins oblitérées, les trabécules épaissies, les artères atteintes d'endartérite.

Cette description est applicable à presque tous les cas.

Dans la littérature allemande nous rencontrons souvent les mots : *Carcinome épithélial, cancer épithélial, cancroïde*, comme diagnostic. Dans l'examen des tumeurs de la glande de Cowper nous trouvons même employée l'expression de : *cylindrome*, de *tumeurs hétéradéniques*, pour caractériser ces tumeurs. Ce ne sont, d'après Cornil et Ranvier, que certaines variétés d'épithéliomes. Cette confusion dans la nomenclature est très regrettable ; il serait préférable de se servir du mot « *épithélioma* » pour l'affection en question.

Cependant nous trouvons deux cas où les auteurs insistent particulièrement sur la nature *carcinomateuse* de la néoplasie.

Rupprecht en donnant la description microscopique de la tumeur d'Oberländer dit qu'il ne s'agissait pas ici d'un cancroïde comme dans plusieurs autres observations, mais d'un *carcinome villeux* à grosses cellules fortement proliférant, sans cornification, sans boules en forme de perles.

Le diagnostic de Buday est : « *Kystoma papillare carcinomatosum* ». La description de son cas ressemble assez à celle que nous avons donnée, il dit cependant que les cellules épithéliales ne forment nulle part de véritables nids de cellules cancéreuses ou de groupes atypiques de cellules cancéreuses, qu'on n'y voit pas d'avantage de perles cornées.

La présence ou l'absence de perles cornées ne devrait pas être un criterium pour le diagnostic d'épithélioma pavimenteux, car souvent ces formations manquent. Cela dépend probablement de l'état de développement de la tumeur, du progrès de kératinisation qu'ont subi les cellules.

Le cancer des glandes de Cowper ne présente rien de spécial au point de vue anatomo-pathologique. Nous avons les mêmes caractères histologiques que dans les autres cancers glandulaires.

Les trajets fistuleux dans l'épithélioma uréthral présentent un intérêt tout particulier. Nous verrons plus loin que ces fistules sont un des symptômes les plus constants de cette affection, aussi leur étude anatomique s'impose-t-elle à cet endroit.

Il faut distinguer trois parties dans les trajets fistuleux : l'orifice interne, le trajet et l'orifice externe.

L'orifice interne est en général simple. La fistule prend son origine au niveau ou immédiatement en arrière du point rétréci ; c'est la région bulbaire postérieure ou la région susbulbaire (point où le canal pénètre dans le bulbe), qui lui donne naissance. En ce point l'urèthre pathologique a le plus souvent la forme d'une fente transversale ; c'est au niveau de l'un ou des deux angles latéraux de la fente uréthrale que le canal perforé se continue avec le trajet fistuleux. Celui-ci pour atteindre le périnée contourne latéralement la demi-circonférence du bulbe et vient s'ouvrir soit à la peau, soit dans ce foyer de suppuration sous-cutané. Le bulbe scléreux, loin d'être traversé directement de haut en bas par ce trajet pathologique, est contourné latéralement ; on le voit parfois entièrement disséqué par deux trajets fistuleux symétriques et latéraux qui s'unissent en un foyer sous-uréthral unique. Cette disposition n'est point dénuée d'un certain intérêt chirurgical.

Plus intéressante encore est l'étude histologique du trajet fistuleux.

Souvent ces *trajets fistuleux* sont tapissés par une couche villeuse, saignante, comparable à une muqueuse de nouvelle formation (membrane pyogénique des anciens) ; dans d'autres cas, et nous en donnerons, à la fin de ce chapitre, quatre observations personnelles, les trajets sont limités par une paroi épithéliale. Il existe à la face interne de ces trajets un revêtement épithélial complet formé d'épithélium pavimenteux stratifié, continu toujours en haut avec l'épithélium uréthral pathologique du même type, quelquefois continu en bas avec l'épiderme cutané. Ce revêtement épithélial du trajet fistuleux atteint souvent une épaisseur considérable : il s'enfonce dans toutes les anfractuosités du trajet, il semble proliférer en certains points et forme des bourgeons épithéliaux pleins qui s'enfoncent profondément dans le tissu conjonctif jeune qui limite le trajet.

Ainsi revêtu d'épithélium, le trajet fistuleux est un véritable organe constitué, définitif, qui n'a plus aucune tendance à s'oblitérer spontanément. Quelle est la signification de ce revêtement épithélial ? Bien probablement son apparition est secondaire ; il résulte d'une prolifération lente de l'épithélium uréthral irrité, qui s'insinue peu à peu dans le trajet pathologique que parcourt l'urine et arrive à le revêtir en totalité.

L'orifice externe de la fistule est simple ou multiple. Le trajet s'ouvre sur une peau épaissie, indurée, éléphantiasique, en état d'irritation provoquée par l'écoulement d'une urine stagnante qui souvent est le véhicule d'agents infectieux.

Les quatre cas suivants, qui sont de bons exemples de la description anatomique des trajets fistuleux, ont été publiés l'année dernière dans notre mémoire intitulé *Uréthrite chronique et rétrécissements*.

OBSERVATION I. (Personnelle.)

F..., 67 ans, entre salle Velpeau, n° 16, le 26 janvier 1894.

Quatre blennorrhagies, dont la première à l'âge de 20 ans. A 45 ans, début des symptômes de rétrécissement. En 1885, uréthrotomie interne et dilatation jusqu'au n° 40 Béniqué, continuée par le malade pendant cinq mois seulement.

En 1887, le rétrécissement s'est reproduit et n'admet plus que le n° 11 ; plusieurs anneaux étroits à la boule exploratrice dans la région bulbo-membraneuse ; nouvelle uréthrotomie suivie de dilatation.

Le malade rentre dans un état général grave avec un rétrécissement filiforme et une infiltration d'urine gangréneuse, envahissant le périnée, le scrotum et la verge. Incisions multiples. On arrive à passer une bougie n° 7, mais la dilatation devient impossible ; les bougies ressortent par la fistule périnéale. Cystostomie. Mort avec des lésions uréthro-rénales anciennes très accusées.

A l'*Autopsie*, dans la région pénienne postérieure, l'urèthre paraît légèrement rétréci ; le corps spongieux est un peu diminué de volume. Au niveau du bulbe, la paroi inférieure du canal est entièrement détruite par une perforation sur une longueur de cinq millimètres environ ; l'urèthre s'ouvre largement dans le foyer de suppuration périnéal. Le point le plus étroit du canal est à la région bulbaire ; en arrière, légère dilatation des régions membraneuse et prostatique.

EXAMEN HISTOLOGIQUE. — *Segment I.* — (Région spongieuse antérieure.)

Le corps spongieux est partout perméable ; ses trabécules sont seulement un peu épaissies, ses faisceaux musculaires légèrement hypertrophiés. L'urèthre, un peu étroit, a presque son aspect normal ; sa paroi forme des plis nombreux, dont deux très accusés à la paroi supérieure. Il y a une légère infiltration parvicellulaire circulaire sous-épithéliale. L'épithélium est cylindrique, irrégulier ; plusieurs couches de cellules basales polygonales, puis plusieurs couches superficielles de cellules cylindriques et fusiformes irrégulièrement disposées. En quelques points seulement, on voit une couche cylindrique régulière en palissade à la surface ; il n'y a là que de légères lésions d'uréthrite chronique.

Segment II. — a (Région spongieuse moyenne) :

Mêmes lésions que précédemment. L'infiltration sous-épithéliale est plus marquée, l'épithélium cylindrique plus épais ; les cellules de ses couches superficielles, plus basses, tendent à prendre une forme polygonale ; une glande à revêtement épithélial normal, un peu dilatée, avec péri-adénite légère.

Segment II. — b (Région spongieuse postérieure.)

L'urèthre se rétrécit notablement et prend l'aspect d'une fente oblique irrégulière, étoilée. La sclérose péri-uréthrale est ici manifeste et inégalement répartie. Le tissu fibreux néoformé, entremêlé d'îlots de fibres élastiques, envahit et oblitère la zone sus-uréthrale et la moitié environ de la zone sous-uréthrale du corps spongieux, entourant ainsi plus de la demi-circonférence de l'urèthre. L'épithélium, encore cylindrique, stratifié, proliférant, au niveau des saillies papillaires du derme, s'aplatit dans ses couches superficielles.

Segment III. — (Région bulbaire antérieure.)

C'est le point le plus étroit, immédiatement en avant de la perforation uréthrale. Le canal est une fente transversale à paroi supérieure lisse ; sa paroi inférieure et ses angles sont sinueux irrégulièrement.

Un amas de tissu fibreux compact entoure entièrement le canal. On y distingue quatre nodules ou îlots de tissu élastique altéré, formé de fibres fines et serrées, symétriquement disposés de part et d'autre de la ligne médiane, deux au-dessus, deux au-dessous de la fente uréthrale. Le tissu fibreux péri-uréthral, dense, se prolonge en bas dans le corps du bulbe sur la ligne médiane inférieure. La sclérose bulbaire très avancée n'est cependant pas totale : à la partie inférieure du bulbe, de chaque côté de la cloison médiane, près de l'enveloppe fibreuse, on retrouve quelques aréoles encore perméables, en forme de fentes étroites, limitées par des trabécules épaissies et de volumineux faisceaux musculaires hypertrophiés.

L'épithélium uréthral repose sur un derme irrégulier, formant de nombreuses saillies papillaires infiltrées de cellules embryonnaires. Il est pavimenteux, stratifié, épais, d'épaisseur fort inégale, sans couche cornée superficielle. Au niveau des angles latéraux du canal il prolifère en volumineuses saillies arrondies, formées de couches épithéliales multiples, polygonales, superposées, recouvertes par des couches épaisses de cellules aplaties superficielles.

De cet épithélium pathologique proliférant, on voit partir, au niveau d'un des angles latéraux du canal, un cordon plein, d'épithélium dermoïde irrégulier, renflé par places, et qui s'étend au milieu d'une infiltration embryonnaire confluente jusqu'à la périphérie du bulbe (ébauche du trajet fistuleux).

Segment IV. — (Région bulbaire postérieure.)

Immédiatement en arrière de la perte de substance, l'urèthre a la même configuration que dans le segment précédent. La sclérose bulbaire est totale. La paroi inférieure de la cavité uréthrale est interrompue par deux fentes étroites, pénétrant profondément dans le bulbe, séparées par un bourgeon médian. Ce sont probablement les deux conduits excréteurs des glandes de Cowper, dilatés. Le derme uréthral, infiltré de petites cellules rondes, forme de volumineuses végétations, embryonnaires et vasculaires, saillant dans la cavité.

Le canal, les végétations, les fentes sont revêtus d'un épithélium pavimenteux, stratifié, dermoïde, non corné; très épais et très irrégulier.

OBSERVATION II. (Personnelle.)

Ch..., 49 ans, entré à la salle Velpeau, lit n° 4, le 21 novembre 1893.

Première blennorrhagie il y a vingt-cinq ans : deuxième il y a vingt-deux ans. Début des symptômes de rétrécissement à cette époque. En 1874, incision et drainage d'un premier abcès. De 1884 à 1889 le malade se sonde lui-même et a successivement plusieurs abcès périnéaux ouverts spontanément.

Dilatation sans uréthrotomie, en 1889, à l'hôpital de la Pitié. En 1893, les symptômes de cystite s'accentuent, le malade entre à la clinique de Necker.

Rétrécissements multiples et induration périnéale. Le canal admet une bougie n° 4.

Uréthrotomie interne le 1er décembre 1893.

Le malade succombe vingt-deux jours après l'opération à des lésions urétéro-rénales avancées.

A l'*Autopsie*, l'urèthre antérieur est sain, paraît rétréci, blanc, cicatriciel dans la région bulbaire antérieure. La région bulbaire postérieure et l'entrée de la membrane sont le siège d'une grande ulcération déchiquetée sans caractères particuliers. Il s'y ouvre l'orifice d'une fistule périnéale.

EXAMEN HISTOLOGIQUE. — *Segment I.* — (Région spongieuse antérieure.)

Épithélium pavimenteux, stratifié, non corné, pas très épais, conservé seulement en quelques points ; sclérose sous-épithéliale fibro-élastique nette ; pas d'infiltration embryonnaire récente. Quelques glandes légèrement dilatées avec légères lésions de péri-adénite.

Près de la surface uréthrale, coupe d'une cavité tapissée d'un épithélium pavimenteux, stratifié, en partie desquamé (lacune de Morgagni).

Segment II. — (Région spongieuse postérieure.)

C'est le siège du point rétréci. L'orifice uréthral est petit, béant, assez régulièrement arrondi, au milieu d'un bulbe peu diminué de volume. La sclérose bulbaire est avancée cependant et quelques aréoles seulement restent perméables.

L'épithélium pavimenteux, stratifié, non corné, épais, est formé de dix à quinze assises de cellules polygonales, non dentelées. Endartérite des grosses artères du corps spongieux.

Segment III. — (Région sus-bulbaire en avant de l'ulcération).

L'urèthre est en forme de fente transversale, il est entouré d'une zone de tissu fibreux, pur, dense, serré. La cavité uréthrale est tapissée d'un épithélium pavimenteux stratifié, non corné, très épais (15 à 20 couches), reposant sur un derme papillaire. Au niveau d'un de ses angles latéraux, la cavité uréthrale est ouverte et communique avec les trajets fistuleux. Il y a là un ensemble de fentes diverticulaires irrégulières, creusées dans le tissu fibreux péri-uréthral, allant de l'urèthre à l'extérieur et contournant toute la partie latérale du bulbe, en dehors de son enveloppe fibreuse, pour se diriger en bas. Tous ces trajets sont tapissés d'un épithélium pavimenteux stratifié, très épais, proliférant, identique à l'épithélium uréthral et continu avec lui. Il semble qu'il y ait là une prolifération volumineuse bourgeonnante de l'épithélium uréthral à l'intérieur des trajets fistuleux. Quelques diverticules de ces trajets sont absolument remplis par des masses desquamées d'épithélium plat.

Segment IV. — (Région membraneuse ulcérée.)

L'urèthre est très dilaté. La paroi inférieure est le siège d'une grande ulcération détruisant toute la muqueuse, et dont le fond est formé par du tissu embryonnaire avec des îlots nécrotiques. La muqueuse est conservée en quelques points seulement de la paroi supérieure. L'épithélium uréthral conservé est pavimenteux, stratifié, très épais, non corné, à derme papillaire. Il existe une sclérose péri-uréthrale circulaire, non totale. Quelques glandes dilatées avec péri-adénite.

OBSERVATION III. (Personnelle.)

P..., 53 ans, entre salle Velpeau, n° 29, le 27 mars 1891.

Blennorrhagie en 1860, jamais complètement guérie depuis. Début des symptômes de rétrécissement en 1885.

En 1890, entré à Necker avec un abcès urineux. Incision : dilatation jusqu'au 37 Béniqué ; il sort, conservant une fistule périnéale.

Pas de traitement depuis lors : rentré en mars 1891, avec une grosse induration périnéale traversée par plusieurs trajets fistuleux.

Urèthre rétréci dans toute la région périnéale, admettant un n° 12. Incision périnéale, résection des tissus fibreux péri-uréthraux, sonde à demeure n° 14. Le malade meurt d'infection fébrile le 3 mai, avec une double pyélo-néphrite suppurée.

A l'*Autopsie*, l'urèthre est étroit dans toute la portion pénienne postérieure ; en avant du bulbe, on ne peut distinguer le canal : il se perd au milieu de tissus fibreux indurés. A ce niveau commence un vaste foyer de suppuration périnéal, qui s'étend en arrière jusqu'à l'aponévrose périnéale moyenne et enveloppe la demi-circonférence inférieure du bulbe. En arrière, on retrouve le canal très largement dilaté.

EXAMEN HISTOLOGIQUE. — *Segment I.* — (Région spongieuse antérieure.)

L'urèthre rétréci s'ouvre, sous la forme d'un trou rond, irrégulier, au milieu du corps spongieux diminué de volume Il est entouré d'un anneau de tissu scléreux dense, complet, formé de tissu fibreux au milieu duquel se distinguent des nodules de tissu élastique et des faisceaux musculaires hypertrophiés. Le corps spongieux est oblitéré dans plus de la moitié de son étendue ; en quelques points même, on ne retrouve que de rares aréoles perméables à la périphérie, sous l'enveloppe fibreuse. C'est au niveau des parties latérales et de la paroi supérieure du canal que le tissu fibreux néoformé est le plus épais et le plus ancien. L'urèthre est revêtu d'un épithélium pavimenteux stratifié, épais, sans couche cornée : la ligne basale, sinueuse, repose sur des papilles rudimentaires du derme : en quelques points, infiltration embryonnaire sous-épithéliale localisée.

Segment II. — (Région spongieuse postérieure en avant du bulbe.)

L'urèthre et le corps spongieux ont ici complètement perdu leur aspect normal. A leur place, on trouve une masse volumineuse homogène, où, à l'œil nu, on ne distingue plus trace de canal.

Le corps spongieux est envahi et oblitéré en totalité par une infiltration embryonnaire confluente. Au milieu de ce tissu inflammatoire uniforme, existent d'étroites fentes fissuriques dirigées vers la face inférieure, où elles se continuent avec des trajets fistuleux multiples, compliqués, qui s'ouvrent à l'extérieur dans le foyer périnéal. Ces fentes, creusées dans le tissu embryonnaire, sont tapissées d'une couche d'épithélium pavimenteux stratifié, ici très bas et corné, là très épais, proliférant, dessinant des saillies papillaires et des bourgeons ; en quelques points, les fentes élargies sont remplies de gros amas d'épithélium plat desquamé. Par endroits, la prolifération épithéliale est énorme : de gros bourgeons épithéliaux dermoïdes pleins, où se dessinent des amas lobulés concentriques, analogues à des globes épidermiques, naissent du revêtement épithélial des trajets, et s'enfoncent dans le tissu embryonnaire périphérique.

Les trajets fistuleux sont, comme les fentes avec lesquelles ils communiquent, revêtus d'épithélium dermoïde, épais, non corné. En étudiant les coupes où débute cette remarquable lésion, on peut en comprendre l'évolution. Ces fentes, revêtues d'épithélium, représentent les vestiges de l'urèthre, entouré, déformé, comprimé, presque détruit par une infiltration embryonnaire confluente ; d'abord péri-uréthrale, cette infiltration inflammatoire envahit bientôt tout le corps spongieux. On constate aisément la continuité entre le revêtement épithélial de ces fentes et les trajets fistuleux qui s'ouvrent dans le foyer de suppuration sous-uréthral.

Il y a là évidemment une poussée inflammatoire totale, surajoutée aux lésions anciennes, et qui aurait abouti sans doute à la destruction par suppuration de tout ce segment de l'urèthre.

Segment III. — (Région bulbaire antérieure.)

Ici on retrouve les lésions anciennes bien caractérisées, faciles à interpréter.

L'urèthre, assez large et béant, a la forme d'une fente transversale se prolongeant par ses deux angles latéraux jusqu'au voisinage de l'enveloppe fibreuse du bulbe : la paroi supérieure est lisse, l'inférieure est interrompue en son milieu par un prolongement en forme de cul-de-sac étroit, qui s'enfonce profondément au-dessous du canal, dans le tissu altéré du bulbe.

Le tissu péri-uréthral présente des lésions scléreuses avancées et étendues singulièrement disposées : quatre nodules de tissu fibreux pur, compact, de volume inégal, sont disposés autour du canal, deux à la partie supérieure, deux à la partie inférieure, symétriquement placés l'un à droite, l'autre à gauche de la ligne médiane, directement sous-épithéliaux ; ils sont réunis entre eux par un tissu conjonctif moins dense, où se distinguent plusieurs amas nodulaires de tissu élastique. Le bulbe est oblitéré dans presque toute son étendue, sauf quelques aréoles encore perméables à son extrémité inférieure.

L'épithélium uréthral est épais, pavimenteux, stratifié, vraiment épidermoïdal : une couche basale de cellules cubiques ; des couches nombreuses de cellules polygonales dentelées s'aplatissant vers la surface, s'infiltrant de granulations d'éléidine ; en plusieurs points, couche cornée épaisse, en abondante desquamation à la surface. Dans la couche moyenne, on rencontre des îlots cellulaires où les éléments indistincts gonflés, dégénérés, ne se colorent plus.

L'urèthre est ici le point de départ d'une fistule dont on suit facilement la formation. L'un des angles latéraux de la fente uréthrale est ouvert et se continue à plein canal avec un trajet qui aboutit au foyer péri-uréthral. Ce trajet, très irrégulier, présente deux diverticules longs et étroits, fissuriques, dirigés l'un en haut, l'autre en bas, et contournant la demi-circonférence latérale du bulbe, en dehors de son enveloppe fibreuse. Le trajet et ses diverticules sont tapissés en totalité d'un revêtement épithélial pavimenteux stratifié en continuité avec l'épithélium uréthral pathologique. On peut même, au point où débute ce trajet fistuleux, constater l'existence d'une active prolifération de cet épithélium. Un cordon épithélial plein, irrégulier, avec des renflements et des bourgeons volumineux, part du revêtement épithélial de l'urèthre au niveau de l'angle du canal, et s'enfonce dans le tissu péri-uréthral, jusqu'à l'enveloppe du bulbe.

Le revêtement épithélial dermoïde de la fistule semble donc bien nettement une émanation de l'épithélium uréthral pathologique proliférant.

Segment IV. — (Région sus-bulbaire, point où l'urèthre pénètre dans le bulbe.)

L'urèthre, large, béant, dessine un orifice quadrilatéral irrégulier. Il est entouré d'une zone scléreuse circulaire complète où des amas élastiques alternent avec des lames fibreuses. Au-dessous de lui, le bulbe, dont les trabécules sont fort épaissies, garde encore dans sa partie inférieure des aréoles perméables.

L'épithélium repose sur une zone d'infiltration embryonnaire plus ou moins épaisse, irrégulièrement répartie ; c'est au niveau des deux angles latéraux du canal que ces amas parvicellulaires inflammatoires sont le plus volumineux.

Le revêtement épithélial, très épais, est pavimenteux stratifié : sa ligne basale est irrégulière, largement papillaire : à sa surface, en plusieurs points une couche épaisse formée de cellules cornées, fusionnées et indistinctes. Souvent, au-dessus de cette couche cornée homogène, on distingue de nouveau des lits nombreux de cellules plates nucléées, en voie de desquamation. Au niveau des angles latéraux, l'épithélium est irrégulier, interrompu, et de gros amas de cellules plates desquamées remplissent la cavité uréthrale.

Pas de glandes sur ces coupes.

Segment V. — (Région membraneuse.)

L'urèthre, non rétréci, est un orifice arrondi dont le contour est rendu sinueux par de nombreuses petites saillies papillaires, formées de tissu embryonnaire, creusé de grosses cavités vasculaires dilatées. L'épithélium est, ici encore, épais, pavimenteux stratifié, sans couche cornée.

En dehors de la zone embryonnaire et vasculaire sous-épithéliale, on retrouve la zone élastique péri-uréthrale normale, puis l'anneau de fibres musculaires lisses et striées. Les lésions glandulaires sont très remarquables en ce point du canal. Dans la zone musculo-élastique, on trouve de volumineuses cavités glandulaires très dilatées, entourées de petites cellules rondes : les unes ont leur revêtement épithélial cylindrique régulier, épaissi seulement ; les autres sont remplies d'un amas d'épithélium desquamé confus. Les conduits excréteurs sont tapissés, comme l'urèthre, d'épithélium pavimenteux plat.

A la partie supéro-latérale du canal, on voit, au milieu de la zone musculaire lisse, s'ouvrir une cavité arrondie, du volume d'un petit pois, entourée d'amas de petites cellules rondes. Son contenu est granuleux, indistinct, semblable à un amas de leucocytes ou d'épithélium enkysté caséeux. Il semble en quelques points de sa paroi qu'on retrouve quelques restes de revêtement épithélial indistinct : c'est bien probablement un kyste glandulaire suppuré ; peut-être cependant un simple abcès péri-uréthral enkysté ?

OBSERVATION IV. (Personnelle.)

Er..., entré à la salle Velpeau, lit n° 24, le 22 décembre 1891.

Vieillard cachectique de 66 ans, rétréci depuis longtemps, mort le 5 février 1892 de pyélonéphrite ancienne, après l'incision d'une grosse infiltration urineuse périnéale.

Autopsie, du 6 février 1892. — L'urèthre est rétréci dans toute la partie postérieure de la région pénienne et la région bulbaire. Rétrécissement admettant n° 10 à 12 environ. Il existe une sclérose très accentuée du corps spongieux et du bulbe. Diminution du volume et teinte jaune pâle avec aspect homogène du tissu spongieux. En arrière du bulbe, région membraneuse étroite, cicatricielle avec lacunes et perforations multiples. Foyer d'abcès urineux périnéal drainé partant de ce point.

EXAMEN HISTOLOGIQUE. — *Segment I.* — (Région spongieuse antérieure.)

L'urèthre est en fente sinueuse, festonnée, de forme triangulaire anfractueuse. Derme papillaire, dont les petites papilles sont nivelées par un épithélium pavimenteux stratifié, épais, à couches multiples.

La couche basale est formée par des cellules hautes auxquelles succèdent plusieurs assises moyennes de cellules gonflées dégénérées, recouvertes elles-mêmes par une couche cornée superficielle épaisse. Pas de cellules dentelées. Une bande de tissu fibreux entoure complètement l'urèthre. En dehors de cette sclérose péri-urèthrale sous-épithéliale on trouve des îlots irréguliers formés de tissu élastique à fibres fines. Le corps spongieux, oblitéré au voisinage de l'urèthre, conserve à la périphérie beaucoup d'aréoles perméables. Une glande avec des lésions de péri-adénite à la paroi supéro-latérale de l'urèthre.

Segment II. — (Région spongieuse postérieure.)

L'urèthre est très étroit, il se présente sous la forme d'une fente oblique dont le contour est rendu sinueux par de volumineuses papilles saillantes dans le canal; ces papilles très serrées, sont revêtues d'un épithélium pavimenteux stratifié, à plusieurs couches basales de cellules hautes et quelques rares couches de cellules polygonales, légèrement aplaties, non cornées à la surface. Tout autour de l'urèthre, on constate une couche sous-épithéliale d'infiltration embryonnaire. Plus en dehors, s'étend une zone épaisse presque continue, formée de fibres élastiques fines, serrées en gros amas. A la périphérie persistent des aréoles perméables.

Au-dessus de l'orifice uréthral, une glande avec périadénite.

Segment III. — *a).* (Région bulbaire antérieure fistuleuse.)

L'aspect normal de l'urèthre a complètement disparu. Le bulbe est totalement sclérosé, imperméable, sans traces d'aréoles; il forme une masse fibro-musculaire compacte. Les artères sont complètement oblitérées par endartérite. L'urèthre est réduit à un petit orifice très étroit percé au milieu de ce tissu compact. L'épithélium confus, altéré, desquamé, est doublé d'une zone d'infiltration embryonnaire inégale, peu épaisse. En un point, on voit un trajet en forme de fente, de recessus profond, rempli d'épithélium altéré et en continuité avec la cavité uréthrale. En d'autres points, plus loin de la cavité uréthrale, on trouve la même ébauche de trajets embryonnaires avec des traces d'épithélium altéré au centre. (Début des trajets fistuleux ?)

Segment III. — *b).* (Région sus-bulbaire.)

La topographie de cette pièce est très difficile. Le tissu du bulbe est complètement oblitéré, scléreux. En plusieurs endroits, on trouve de gros amas parvicellulaires en plein bulbe, à la partie inférieure et latérale, avec de petites cavités fissuriques à leur centre.

L'urèthre forme une cavité assez large, très irrégulière, tapissée d'un épithélium pavimenteux stratifié, non corné, dentelé, qui forme en certains points de véritables masses proliférantes desquamées dans cette cavité. Autour de l'urèthre on trouve un tissu scléreux, dense fibro-élastique.

De chaque côté du bulbe, en dehors de son enveloppe fibreuse, symétriquen.ent placés, l'entourant d'une demi-circonférence, existent de larges trajets fistuleux creusés dans un tissu embryonnaire inflammatoire, tapissés d'un épithélium dermoïde analogue à celui de l'urèthre. Ces deux trajets convergent vers la cavité uréthrale et entrent très probablement en continuité avec elle au niveau de ses parois supéro-latérales. Ces trajets anfractueux présentent près de leur origine des diverticules, des culs-de-sac irréguliers remplis d'épithélium plat desquamé. Nous avons donc ici de nouveau affaire à des trajets fistuleux revêtus d'un épithélium dermoïde en continuité avec l'épithélium uréthral altéré.

Étiologie.

En parlant des causes probables, pour expliquer le développement des tumeurs dans l'organisme, nous abordons un des chapitres les plus obscurs de la pathologie générale. Toutes les hypothèses les plus ingénieuses, qui on été avancées à cet effet, sont insuffisantes, et leur grand nombre même nous donne la meilleure preuve qu'aucune d'entre elles ne saurait nous satisfaire.

N'ayant pas encore réussi à démontrer une origine microbienne pour la majorité des néoplasmes, on a été bien forcé de se contenter de la vieille théorie qui explique la genèse des tumeurs par la lutte intime des différents tissus entre eux. Pour les carcinomes et pour les épithéliomas en particulier, ce serait, d'après Cohnheim, la supériorité du tissu épithélial par rapport aux autres tissus qui produirait ainsi des tumeurs cancéreuses et épithéliales, à un âge avancé de l'organisme.

D'après Virchow, ce serait surtout une irritation locale ou organique persistante qui devrait être accusée comme première cause dans la production des tumeurs épithéliales.

En lisant nos observations, on est en effet frappé par le fait que, dans plusieurs cas, l'épithélioma s'est développé à la hauteur d'un ancien rétrécissement, c'est-à-dire à un endroit où deux irritations concomitantes ont exercé leur funeste action; nous pensons à la rétention d'urine et à l'irritation continuelle d'une vieille cicatrice.

On trouve des exemples analogues en quantité dans la pathologie générale. Combien de fois un cancer ne s'est-il pas développé sur un ulcère simple de l'estomac, ou sur une vieille cicatrice variqueuse de la jambe ?

Le phimosis prédispose, dit-on, au développement du cancer du gland, à cause de la stagnation d'urine sous le prépuce. Les trajets fistuleux des séquestres et surtout les trajets des fistules urinaires, sont souvent le siège d'un néoplasme épithélial. Dans tous ces cas, nous pouvons invoquer comme cause une irritation persistante.

Le cancer de la lèvre des fumeurs est un exemple trop connu pour y insister.

Chez l'homme, c'est surtout la blennorrhagie avec ses suites funestes qu'on doit accuser dans la production des néoplasies épithéliales de l'urèthre. Le rétrécissement blennorrhagique est souvent la première étape de l'histoire de l'épithélioma. Mais nous sommes loin de vouloir prédire cet avenir triste à tous les vieux rétrécis. Heureusement, un sort plus agréable les attend souvent, et fréquemment l'épithélioma se développe chez des gens qui n'ont jamais eu de gonorrhée.

Nous trouvons le traumatisme du périnée (chute à califourchon) accusé dans quelques cas.

Chez la femme, c'est l'accouchement, et surtout la grossesse répétée, qu'on trouve comme facteur étiologique dans l'épithélioma uréthral ; mais les nullipares également ne sont pas exemptes de cette maladie. Cependant, en considérant l'énorme nombre de femmes uni ou multipares, et le chiffre presque égal d'anciens blennorrhagiques parmi le sexe masculin, nous sommes surpris de constater que l'épithélioma primitif de l'urèthre ne se rencontre que dans une portion très minime. D'autres causes doivent, par conséquent, exister que nous ne pouvons pas encore élucider aujourd'hui.

L'hérédité ne semble que jouer un rôle tout à fait effacé dans l'étiologie de notre affection, si toutefois hérédité il y a. Une seule fois nous voyons dans l'histoire d'une de nos malades (observation III de Winckel), atteinte d'un épithélioma de l'urèthre, que la mère a succombé à un cancer de l'utérus.

Fréquence. — L'épithélioma primitif de l'urèthre est extrêmement rare. Nous avons pu réunir en tout 44 observations.

En consultant les statistiques du professeur A. de Winiwarter de Liège (*Beiträge zur Statistik der Carcinome*. Stuttgart, 1878), nous ne trouvons pas un seul cas de cancer uréthral parmi 548 observations de carcinome (290 hommes, 258 femmes).

Dans la grande statistique des hôpitaux de Vienne, reproduite par le professeur Gurlt dans le volume XXV, page 425, des *Archives de Langenbeck*, nous trouvons les chiffres suivants :

Parmi 101,401 malades, 16,637 étaient porteurs de tumeurs

(5,497 hommes, 11,140 femmes). Chez les femmes, il s'agit, dans 2,583 fois, de tumeurs bénignes ; dans 7,479, fois de tumeurs malignes. Dans 1,078 cas la nature du néoplasme est douteuse. L'urèthre ne figure dans ce grand nombre de tumeurs que 16 fois. Il était siège de 1 fibrome, de 3 papillomes, de 3 polypes, de 1 sarcome et de 8 carcinomes ; ceux-ci se sont probablement propagés au canal par contiguïté. Jamais l'urèthre chez l'homme ne fut atteint d'épithélioma dans cette statistique.

Quant à L'AGE de nos malades, c'est l'âge ordinaire des cancéreux, cependant nous trouvons plusieurs fois la néoplasie à un âge très jeune.

Le malade de Hutchinson n'avait que 22 ans, celui de Gussenbauer 19 ans (cancer de la glande de Cowper). Les autres hommes étaient âgés de 43 à 72 ans.

Parmi les femmes, on trouve la tumeur 4 fois à l'âge de 29 à 38 ans. Les autres malades avaient aussi de 43 à 72 ans.

Symptomatologie.

Trouver un symptôme caractéristique qui permettrait de poser de bonne heure le diagnostic d'épithélioma de l'urèthre, ce serait l'idéal vers lequel nos recherches devraient se diriger. Mais jusqu'à présent nos efforts n'ont pas été couronnés de succès. Nous essaierons dans ce chapitre de classer les symptômes que nous trouvons mentionnés dans nos différentes observations, et de les grouper dans un ordre scientifique. Nous chercherons à préciser les symptômes de chaque période de la maladie.

Début. — Les phénomènes qui appellent au commencement l'attention des malades sur leurs voies urinaires sont variables, mais peu caractéristiques pour notre tumeur. Nous trouvons en première ligne des douleurs à la miction, douleurs que les patients ne précisent pas. Il s'agit souvent de simples picotements. Les malades éprouvent une envie fréquente d'uriner. L'urine est souvent claire, souvent elle contient un peu de sang, au début de la miction. Ce sont surtout les femmes qui accusent ce phénomène, qui les fait quelquefois croire que les règles, déjà disparues, reviennent. En somme, les signes sont plutôt négatifs. Ils rappellent aussi bien le début d'un simple rétrécissement uréthral que celui d'un épithélioma.

Dans la *période d'état*, les symptômes s'accentuent.

La douleur tient toujours la tête des troubles fonctionnels. Elle est spontanée, sans aucune cause extérieure; l'urèthre fait mal aux patients, c'est souvent une douleur sourde. Les femmes surtout nous parlent de douleurs lancinantes, qui irradient vers les cuisses et dans l'abdomen. Ces douleurs, qui existent de bonne heure, persistent pendant toute la durée du mal avec le même caractère de spontanéité, cependant elles peuvent aussi être provoquées. La miction est très douloureuse, les malades ont peur d'uriner. On trouve des observations dans lesquelles ils avaient une telle peur de la miction qu'ils préféraient retenir leur urine pendant une dizaine d'heures,

Les femmes nous disent presque toutes que le coït est très douloureux. Il devient un supplice à cause des souffrances atroces dont il est
accompagné.

Chez l'homme, nous trouvons que l'éjaculation est quelquefois
douloureuse. Il n'y a cependant pas de cas dans lesquels on mentionne
que l'érection fût suivie de douleurs. Le moindre examen de l'organe
malade est, on le comprendra volontiers, accompagné de vives
souffrances.

La pression exercée sur la tumeur par le chirurgien, les essais
d'exploration sont pénibles. C'est presque toujours sur la paroi
inférieure du canal que les malades localisent leurs douleurs.

Les troubles de la miction sont variés.

Tout d'abord nous avons affaire à une miction douloureuse. Les
douleurs peuvent atteindre un degré excessif, comme nous l'avons
déjà fait remarquer. C'est un symptôme pathognomonique d'une
grande valeur, et il nous a permis de poser le diagnostic d'épithélioma de l'urèthre dans un cas que nous avons eu l'occasion de voir
à la consultation externe de l'hôpital Necker, tout récemment. Il
s'agissait d'une femme qui ne pouvait uriner qu'avec des souffrances
les plus atroces. L'envie de pisser a été très fréquente et la malade a
mis cinq à dix minutes à satisfaire ce besoin, quoiqu'elle n'eût émis
qu'une quantité insignifiante d'urine.

La fréquence de la miction est variable. Quelquefois les malades
résistent à l'envie, sachant quelles terribles tortures les attendent. Il
faut expliquer ces douleurs par le passage de l'urine sur la surface
exulcérée du néoplasme.

Le jet est modifié dans beaucoup de cas. Il est diminué de force,
vrillé, tortillé. Les malades pissent « dans leurs bottes », suivant l'expression consacrée. L'urine tombe goutte à goutte. Bref, nous rencontrons tous les caractères que nous donnent les rétrécissements simples.

D'autres fois, nous avons affaire à des malades qui présentent une
rétention d'urine ou une incontinence ; souvent les femmes souffrent
d'incontinence par regorgement. L'urine présente quelques caractères
sémiologiques assez importants. L'hémorrhagie n'existe pas dans
tous les cas. C'est un symptôme lié à trop d'affections des voies
urinaires pour avoir à lui tout seul une signification pathognomonique.

L'écoulement uréthral au contraire, à première vue, dénué de tout intérêt, pourra nous mettre sur la bonne voie diagnostique. On a découvert dans quelques cas d'épithélioma de l'urèthre un écoulement caractéristique. Sous le microscope, on voit des éléments histologiques, des cellules épithéliales caractéristiques du cancroïde.

Souvent, au contraire, on ne trouve qu'un écoulement purulent.

Les signes physiques de cette période d'état sont divers.

Commençons par constater l'absence de fistules à ce moment.

A l'inspection de la verge, nous trouvons une tuméfaction fusiforme de l'organe. Le canal présente à la palpation une induration, surtout à sa paroi inférieure. Cette localisation trouve son explication dans les rapports anatomiques de l'urèthre. La paroi supérieure du canal est cachée, elle est intimement soudée ou aux corps caverneux chez l'homme ou au tissu sus-uréthral chez la femme. La palpation de cette paroi est par conséquent plus difficile.

Le malade de Billroth est très intéressant au point de vue de la sensation que produisait la palpation de son canal. On se croyait en présence d'un bout de sonde cassée, qui serait resté dans l'urèthre.

Le palper périnéal provoque des douleurs.

Chez la femme, nous trouvons une induration de la cloison uréthrovaginale. Toute la paroi inférieure de l'urèthre est transformée en une masse dure, douloureuse.

C'est surtout l'exploration du canal qui nous fournit des renseignements précieux.

En se servant de la bougie à boule comme nous l'a si bien enseigné notre maître, M. le professeur Guyon, nous constatons qu'à une profondeur variable, notre instrument est arrêté. Ce ne sont pourtant pas les endroits de prédilection choisis par le rétrécissement blennorrhagique où nos instruments rencontrent un obstacle plus ou moins franchissable. Ce premier point doit déjà nous mettre en garde contre une erreur de diagnostic.

Nous réussissons plus ou moins facilement à franchir l'étroitesse du canal, mais tout de suite un autre caractère incompatible avec un simple rétrécissement attire notre attention. Le bec de notre instrument tombe dans une cavité, celle-ci est caractéristique d'un rétrécissement néoplasique, car nous avons affaire à une destruction des parois uréthrales par la tumeur maligne; un rétrécissement blennorrhagique simple ne pourrait pas produire ce phénomène, car sa tendance pathologique le mène exactement au résultat opposé.

L'examen du canal « au retour », c'est-à-dire en retirant la bougie, ne nous fournit pas d'indications positives. Nous constatons simplement l'existence d'un rétrécissement sans pouvoir déterminer son caractère. C'est seulement après avoir franchi un rétrécissement qu'on peut le diagnostiquer, dit notre maître Guyon.

En palpant le périnée pendant l'exploration de l'urèthre, nous sentons le bout olivaire de notre bougie dans le canal. Dans les cas de rétrécissements néoplasiques, il nous est souvent impossible de sentir le bec de notre instrument, à cause de l'interposition, entre lui et nos doigts, d'une masse de tissus néoformés.

Le toucher rectal ne nous donne pas de renseignements plus précis. Il peut cependant nous aider à faire le diagnostic différentiel des épithéliomas de l'urèthre et des cancers de la glande de Cowper.

L'exploration du canal provoque presque constamment une uréthrorrhagie. Ce phénomène est apte à éveiller en nous le soupçon d'un néoplasme malin.

Seule l'endoscopie pourrait cependant nous renseigner tout à fait sur cette question. Deux fois, grâce à cette méthode, on a pu poser un diagnostic précoce.

Grünfeld a vu dans le canal de son malade plusieurs petites tumeurs ; une d'entre elles était pédiculée et implantée sur une muqueuse livide, bleuâtre, ces néoplasies étaient lisses à leur surface, et atteignaient la grosseur d'un grain de chènevis. Une troisième néoformation siégeait plus en arrière du canal dans la région prostatique. La muqueuse uréthrale y était congestionnée, la lumière du canal était presque remplie par la tumeur, qui était sillonnée à sa surface de vaisseaux sanguins et qui présentait à un endroit une excavation périphérique. La tumeur, grâce à son pédicule, exécutait des mouvements à chaque rotation imprimée à l'endoscope et faisait saillie dans le tube.

Dans le cas d'Oberländer, on constatait à la paroi inférieure du canal, dans la région bulbaire, une cicatrice semi-lunaire, blanchâtre, entourée d'une muqueuse grisâtre, sèche. Le reste de la muqueuse uréthrale presque jusqu'au niveau du gland, présentait une surface pareillement colorée, terne avec plusieurs anciennes cicatrices de différentes grandeurs. Par endroits, on constatait des plicatures et des conduits excréteurs glandulaires non enflammés. La tumeur apparaissait derrière la cicatrice ; en attirant un peu le pénis et en poussant le tube de l'endoscope on put la faire saillir un peu au-dessus de la cicatrice semi-lunaire ; elle parut alors très nettement sous forme d'une masse framboisée, d'un beau rouge, irrégulièrement mamelonnée à sa surface.

En essayant d'aller plus loin avec un tube moins gros, on provoqua une uréthrorrhagie.

L'exploration de l'urèthre féminin diffère un peu de celui de l'homme. Les dispositions anatomiques nous permettent une inspection directe et une palpation immédiate.

Au toucher vaginal, nous trouvons une induration de la cloison uréthro-vaginale, elle est dure comme du bois et très douloureuse. Si la néoplasie siège au niveau du méat urinaire externe, nous voyons que celui-ci a des bords retroussés, il existe une tuméfaction avec une dépression en forme de cratère, c'est l'embouchure de l'urèthre sur la convexité du néoplasme.

Dans les cas où l'épithélioma siège plus profondément dans le canal, nous pourrions avoir recours à l'endoscopie ou à la méthode de dilatation du canal indiquée par Simon de Heidelberg.

Bientôt les phénomènes s'aggravent et nous entrons dans la *période des complications.*

Le symptôme prédominant est la formation des fistules, au moins chez l'homme.

Pourquoi l'urèthre de la femme n'est-il qu'exceptionnellement atteint de fistules épithéliomateuses secondaires ?

La néoplasie siège de préférence à l'entrée de l'urèthre féminin, comme nous l'avons vu ; elle attaque surtout la paroi inférieure et, comme le canal uréthral de la femme est plus large que celui de l'homme, l'urine ne rencontre pas le même obstacle à son passage. La constitution anatomique diffère également dans les deux sexes. Les parois uréthrales de la femme ne sont pas entourées par une gaine de tissu érectile ni par une albuginée aussi épaisses que chez l'homme. Le canal est plus dilatable, il n'est que rarement le siège de rétrécissements. Nous avons cependant trouvé l'observation d'une malade de Winckel, qui avait une fistule uréthro-vaginale à la suite d'un épithélioma du canal urinaire.

Chez l'homme, au contraire, l'urine rencontre un obstacle à son passage, elle stagne en amont de la tumeur et dilate la lumière uréthrale. Véhicule d'agents infectieux, l'urine attaque les tissus pariétaux, ceux-ci cèdent en certains points et l'ébauche d'une fistule est donnée. Le trajet suit les tissus de moindre résistance et finit par s'ouvrir ou sur le périnée ou sur le scrotum, voire même sur la face dorsale du pénis. Avant d'accomplir cette destruction, l'urine infiltre les tissus. Nous trouvons souvent sur le périnée une tuméfaction assez considérable.

L'exploration des trajets fistuleux doit être faite au stylet. Nous obtenons ainsi de précieux renseignements sur leur direction, sur leur communication entre eux et nous pouvons en tirer des conclusions d'intérêt chirurgical.

Les fistules se trouvent le plus souvent sur le périnée sous la portion bulbaire postérieure ou sus-bulbaire. Nous avons déjà, dans le chapitre sur l'anatomie pathologique, donné les raisons de cette localisation.

L'orifice externe des trajets est souvent entouré par des bourgeons rouges, épais, qui saignent au moindre contact. On devrait chaque fois faire l'examen histologique d'un fragment de ces bourgeons, qui pourrait nous renseigner sur la nature histologique de ces formations.

L'exploration des trajets est quelquefois suivie d'une légère hémorrhagie.

Une fois la cavité rétro-néoplasique et les fistules établies, l'infiltration d'urine continue son œuvre funeste. L'infection urinaire avec toutes ses suites terribles survient. Les malades ont de la fièvre, et si l'on ne procure pas d'issue à l'urine infectée, les patients succombent rapidement. Mais en général ils deviennent cachectiques, ils s'épuisent lentement.

Dans la dernière période nous trouvons souvent les ganglions inguinaux tuméfiés; dans un tiers des cas on a constaté l'envahissement ganglionnaire. L'infection ganglionnaire survient très tard. S'il y a récidive, les ganglions sont toujours pris.

La *marche* de la maladie est très variable. En général la tumeur évolue rapidement. Elle dure de plusieurs semaines à trois ou quatre ans.

Quelques observations existent cependant où le mal a progressé lentement. La malade de Riberi a vu son néoplasme se développer sur une tumeur bénigne pendant quarante-sept ans. Chez la femme que nous avons examinée à Necker, au mois de mai 1895, l'épithélioma s'est formé sur un polype uréthral qui datait de vingt-cinq ans. Dans le cas d'Albert, la durée a été de douze ans, dans celui de Poncet même de vingt ans.

Les symptômes liés au cancer de la glande de Cowper diffèrent de ceux décrits à l'instant.

Au début de la maladie, les patients s'aperçoivent d'une tuméfaction périnéale. Ils éprouvent une certaine gêne pendant la marche et dans la position assise. La difficulté d'uriner, qui peut aller jusqu'à la rétention complète, survient assez tard. En même temps la défécation est entravée. Les ganglions des aines sont de bonne heure augmentés de volume. Mais ce qui prime tous ces symptômes rationnels, c'est la constatation d'une tumeur sur le périnée, occupant la région membraneuse de l'urèthre, qu'on peut palper par le rectum et par le périnée. La tumeur est indépendante de la prostate. Si elle se développe vers l'urèthre, elle donne un obstacle au cathétérisme, qu'on a quelquefois pu faire disparaître en tirant la tumeur en bas du côté opposé du canal.

Diagnostic.

Les difficultés pour arriver à un diagnostic d'épithélioma primi
tif de l'urèthre sont assez grandes, car il existe plusieurs autres affections avec lesquelles on pourrait facilement le confondre après un
examen superficiel.

Nous voulons parler des rétrécissements de l'urèthre, de la dégénérescence épithéliomateuse des fistules urinaires, du cancer de la
glande de Cowper.

Les antécédents de nos malades peuvent, dans quelques cas, nous
guider dans le bon chemin. Nous apprenons qu'ils n'ont jamais eu ni
traumatisme de la verge ni du périnée, qu'ils n'ont jamais eu de blennorrhagie. C'est surtout l'absence de cette dernière affection qui est
précieuse pour nous, car un rétrécissement sans blennorrhagie précédente doit éveiller le soupçon d'un néoplasme uréthral, pourvu
qu'il ne s'agisse pas d'un simple spasme nerveux ; mais il est inutile
de discuter le diagnostic de ce trouble.

En examinant le pénis d'un malade porteur d'un néoplasme, nous
trouvons souvent une induration assez étendue du canal ; nous avons
déjà eu l'occasion plusieurs fois de parler de l'impression d'un bout
de sonde resté dans le canal, que donne la palpation de l'urèthre. Le
rétrécissement blennorrhagique n'est jamais aussi développé, de plus
il est d'habitude multiple et s'installe à certains endroits de choix ; il
cède souvent aux interventions thérapeutiques. La dilatation doit forcément rester inefficace dans les strictures d'origine néoplasique.

L'exploration de l'urèthre épithéliomateux avec une sonde provoque souvent des hémorrhagies. L'instrument arrive sur un obstacle qu'en règle générale on peut franchir assez facilement, et souvent, après avoir passé l'endroit serré, le bec de la sonde tombe dans
une cavité rétro-stricturale. Ce symptôme est très important pour le
diagnostic. Nous ne le trouvons dans aucune autre affection uréthrale.

L'écoulement uréthral peut donner des renseignements assez pré-

cieux. Souvent nous y trouvons sous le microscope des éléments histologiques, des cellules épithéliales caractéristiques du cancroïde.
En présence d'une pareille constatation histologique, on devrait par
conséquent sonder son malade pour voir s'il est porteur d'un rétrécissement et s'il présente les autres symptômes d'une tumeur uréthrale.

On fera à ce moment l'examen endoscopique du canal, et au début
de la maladie on pourra presque toujours y introduire un tube endoscopique.

Si nous trouvons des excroissances sur la paroi de l'urèthre, nous
tâcherons d'en râcler un petit fragment pour le soumettre à un
examen microscopique. Quelquefois il nous sera possible de poser le
diagnostic de tumeur maligne et, de cette façon, instituer un traitement précoce et couronné de succès.

La présence des fistules urinaires doit nous faire penser également
à l'existence d'une néoformation uréthrale. Les fistules s'établissent,
nous l'avons vu, à une période assez récente du mal. Elles ne présentent pas toujours un caractère spécial, et souvent le chirurgien se
contentera d'avoir posé le diagnostic de fistule urinaire, sans s'occuper de sa nature.

Si une fistule urinaire se forme chez un malade sans antécédents
blennorrhagiques, sans traumatisme du canal, nous ferons bien d'exci-
ser un petit fragment de la paroi pour le soumettre à l'examen microscopique. Si nous n'y voyons pas d'élément épithéliomateux, le diagnostic de simple fistule est fait. Mais dans le cas contraire, où nous trouvons dans les fragments examinés les éléments caractéristiques d'un
épithélioma, quel sera notre diagnostic ? S'agit-il d'un épithélioma
primitif du canal, ou avons-nous affaire à une transformation épithéliomateuse d'un simple trajet fistuleux ?

Dans la communication de M. G u i a r d : « Sur la transformation en
épithélioma à marche rapide de trajets fistuleux consécutifs à un
rétrécissement de l'urèthre » (*Annales des maladies des organes
génito-urinaires*, 1883, n°s 7 et 8, p. 513), l'auteur discute longtemps
cette question : « Il s'agit tout d'abord, écrit-il, de savoir si les malades
étaient atteints au début d'un rétrécissement vulgaire auquel aurait
succédé plus tard une dégénérescence cancéreuse, ces deux affections
ayant ou non des connexions étiologiques, ou bien si le rétrécissement initial, au lieu d'être la conséquence des modifications lentes

que subissent les tissus de nouvelle formation nés de l'inflammation blennorrhagique, n'était pas la première manifestation de l'épithélioma. En d'autres termes, y aurait-il à côté des rétrécissements blennorrhagique et traumatique un rétrécissement cancéreux du canal de l'urèthre ? »

Déjà, au moment de la présentation à la Société anatomique de ses pièces d'autopsie, plusieurs membres présents inclinaient vers l'hypothèse d'un rétrécissement néoplasique.

Depuis ce jour-là on a publié de nombreuses observations non douteuses d'épithélioma primitif du canal.

Les fistules sont, nous l'avons répété maintes fois, une des complications les plus fréquentes de l'épithélioma uréthral, mais ce ne sont que des complications ; il y a des cas où elles manquent et où il n'y a pas de doute possible sur la nature épithéliomateuse de la tumeur de l'urèthre.

Il faut, par conséquent, admettre l'existence d'un rétrécissement néoplasique, ou plutôt d'un néoplasme uréthral qui rétrécit le canal.

Que ce néoplasme tende à envahir secondairement les fistules qui le compliquent, cela n'a rien de surprenant, car il est dans la nature de l'épithélioma de se propager au voisinage, d'envoyer ses éléments infectants dans les interstices des tissus. Pourrait-il trouver un terrain plus fertile pour le développement de ses germes, que les fistules néoformées, dont les trajets sont, au début, de simples cavités sans revêtement épithélial organisé ?

Certes, il y a des cas où le processus prend une marche inverse, où un trajet fistuleux dégénère en épithélioma, mais ce sont des cas tout à fait différents. Les fistules existent depuis longtemps, l'irritation de l'urine qui les baigne constamment favorise le processus néoplasique. Pour poser un diagnostic certain dans ces cas spéciaux, il faut passer en revue tous les symptômes que nous avons mentionnés, il faut avoir recours à l'endoscopie du canal, il faut qu'on tâche de faire un examen histologique des fragments d'une tumeur qu'on aurait vue dans l'urèthre. On arrivera certainement avec toutes ces précautions à faire un diagnostic par exclusion.

Les deux observations de M. Poncet, que nous avons également reproduites, sont des exemples manifestes d'un envahissement épithéliomateux secondaire de trajets fistuleux.

M. Poncet dit à ce sujet : « Le point de départ n'est probablement pas la muqueuse uréthrale, mais les tissus ambiants constamment irrités par l'urine. Les signes de cette transformation, lorsque la néoplasie est profonde, sous-cutanée, sont :

Un écoulement séreux, sanieux par les trajets fistuleux, une odeur fétide, sui generis, odeur épithéliale, l'apparition rapide des ganglions cancéreux dans les aines, plus tard la cachexie... »

La présence des ganglions lymphatiques n'a qu'une valeur diagnostique assez restreinte. D'après Poncet, les ganglions sont rapidement engorgés dans les cas de fistules cancéreuses, mais nous avons vu plus haut que, dans un tiers seulement des cas d'épithélioma, les ganglions lymphatiques étaient tuméfiés.

Il nous reste à dire quelques mots sur le diagnostic différentiel entre l'épithélioma uréthral et le cancer des glandes de Cowper.

Il ne s'agit naturellement que des cas d'épithélioma qui siègent dans la région périnéale de l'urèthre.

Le cancer des glandes de Cowper ne donne des symptômes de rétrécissement que quand il a atteint une certaine grosseur. Le cathétérisme est presque toujours possible, surtout si l'on a soin de tirer la tumeur périnéale en bas, du côté opposé du canal.

L'épithélioma uréthral se présente à la palpation comme une infiltration diffuse des parois du canal, tandis que le cancer des glandes de Méry forme une tumeur circonscrite, située en dehors de l'urèthre et bien indépendante de la prostate.

Pronostic.

Il suffit de jeter un rapide coup d'œil sur nos tableaux pour voir dans la colonne des *Résultats* et *Survie*, ces mots : Mort, Récidive, qui reviennent à chaque instant.

En effet, parmi les 44 observations d'épithélioma de l'urèthre dans les deux sexes, nous ne trouvons qu'un seul cas, celui de Winckel (obs. n° 29) avec la mention : « Guérison après 3 ans ». D'autres fois, nous lisons la notice « pas d'opération » ou « récidive ».

Ces récidives ont été opérées avec un succès momentané dans plusieurs cas, mais nous ne savons pas combien de temps ce succès a duré.

Il faut, en effet, demander une durée de guérison de plus de trois ans après l'extirpation d'un carcinome ou d'un épithélioma, avant de pouvoir enregistrer un véritable succès définitif. C'est le minimum, car souvent nous trouvons des récidives après un ou deux ans, et les malades qui se sont soustraits à notre surveillance continuent à figurer comme guéris dans nos statistiques sans qu'on ait eu de leurs nouvelles plus tard. Si la guérison a duré pendant trois ans, il est peu probable qu'une récidive survienne à cette époque tardive, et en tous cas nous aurons soulagé nos malades pendant longtemps, ce qui justifie notre intervention.

Si la tumeur a déjà envahi les tissus profonds ou les ganglions lymphatiques, le succès opératoire sera aléatoire.

Il faut par conséquent, tâcher de poser un diagnostic précoce : grâce à l'endoscopie, nous pouvons y arriver dans quelques cas. L'observation d'Oberländer et de Rupprecht, dans laquelle on a fait le diagnostic endoscopique, devait nous encourager dans cette voie, car leur malade s'est bien porté vingt et un mois après la résection de l'urèthre, sans avoir eu de récidive à ce moment.

Dans notre cas, qui figure dans la thèse de M. Carcy comme succès opératoire, le malade a eu au bout de dix mois une récidive très développée dans les ganglions et dans la paroi abdominale, ce qui rend toute intervention secondaire impossible. N'en sera-t-il pas ainsi chez l'opéré de M. Bazy ?

Les épithéliomas de certaines régions sont des tumeurs qui récidivent facilement. MM. Cornil et Ranvier disent à ce propos:

« Les parties du corps où le développement de l'épithélioma est le plus rapide sont celles d'où partent les plus nombreux vaisseaux lymphatiques, celles où la circulation sanguine est le plus active et qui sont le plus soumises aux causes d'irritation. Par exemple, les orifices muqueux humides, assujettis à des mouvements ou à des contusions, les lèvres, la langue, les paupières, le col de l'utérus, etc., montrent en effet des épithéliomes dont la marche est aussi rapide et aussi promptement funeste que celle des carcinomes les plus malins. Et cependant leur structure est identique à celle des épithéliomes de la peau du nez et de la joue, qui restent pendant dix, quinze et vingt ans sans amener d'accidents graves et qui conservent un petit volume. »

Nous pouvons faire entrer l'épithélioma de l'urèthre dans ce tableau peint par nos savants maîtres.

Les trois cas de cancer de la glande de Cowper ont tous guéri après l'opération. Mais il n'existe pas assez d'observations de cette affection pour que nous puissions en tirer des conclusions précises de pronostic.

Traitement.

Les résultats de l'intervention chirurgicale ne sont pas trop encourageants. Mais nous croyons pouvoir affirmer que les insuccès sont surtout dus à l'intervention trop tardive. Si nous nous trouvons en face d'un cas au début du développement, nous aurons des chances de réussir.

Le cas d'Oberländer et Rupprecht peut servir comme meilleur exemple de ce genre. Après avoir diagnostiqué la néoplasie de bonne heure, M. Rupprecht fit une incision exploratrice sur le périnée et sur l'urèthre; ayant trouvé que la tumeur était bien un carcinome, il introduisit une sonde molle dans le canal jusque dans la vessie, et réséqua un bout de 8 centimètres et demi de l'urèthre, se tenant à 2 centimètres en avant et à autant en arrière de la tumeur. La réunion du canal sectionné fut facile et le malade a très bien guéri de son affection, sans avoir eu une récidive au bout de vingt et un mois.

Peut-être le cas de M. Grünfeld aurait-il aussi donné un bon résultat, mais le malade n'a pas voulu subir une opération.

Les autres interventions chirurgicales chez l'homme consistent dans l'amputation de la verge ou l'émasculation totale suivie ou non d'une cystostomie sus-pubienne.

L'amputation pénienne sera indiquée chaque fois que la maladie a déjà envahi plus que la moitié de la circonférence du canal et que des fistules urinaires existent ; faire une résection de l'urèthre dans ces cas serait exposer son malade à une récidive certaine.

Les ganglions inguinaux devraient être extirpés aussi radicalement que possible. Leur présence ne constitue pas une contre-indication à la simple résection du canal. Si le néoplasme siège dans la portion périnéale du trajet uréthral, si les fistules urinaires ont déjà envahi tous les tissus voisins, si les bourses sont transformées en grandes masses infiltrées, néoplasiques, l'opération indiquée sera l'émasculation totale.

Nous pouvons ainsi établir trois stades :

Le premier, dans lequel nous conseillons la simple résection ;

Le second, où l'amputation pénienne est indiquée ;

Le troisième, qui nécessite l'émasculation totale.

Chez la femme, la conduite est forcément différente. Nous devons à Melchiori, qui fut le premier à opérer plusieurs cas, d'avoir établi des règles de conduite opératoire qui sont encore aujourd'hui en vigueur.

Il distingue trois stades :

Dans le premier stade, le nodule cancéreux n'a pas encore dépassé la moitié de la longueur du canal uréthral, c'est-à-dire 12 à 15 millim. de profondeur.

Dans le deuxième stade la néoplasie pénètre jusqu'au fascia pelvien et au col vésical, mais elle ne dépasse pas les branches descendantes du pubis.

Dans le troisième stade enfin, la tumeur a franchi la symphyse et les branches descendantes du pubis, elle a envahi le tissu cellulaire pelvien et le col vésical.

La conduite à tenir sera l'intervention chirurgicale.

Il faut proscrire les caustiques.

Les résultats de l'opération dans la première période sont souvent très bons; dans la deuxième, où le néoplasme est à plus grande proximité du périoste pubien, les résultats sont déjà moins bons, et tout à fait mauvais dans le troisième stade.

Voici le procédé opératoire de Melchiori.

La malade se trouve dans la position de la taille périnéale :

Il fait une incision semi-lunaire à convexité dirigée en haut.

Il incise toutes les parties molles jusque sur l'urèthre et tire la tumeur en bas. Puis séparation de l'urèthre ainsi dénudé à l'endroit voulu. Toutes les artères sont liées, l'hémorrhagie en nappe est arrêtée par des irrigations avec des solutions glacées.

Si l'hémorrhagie se prolonge, il introduit une sonde à demeure et des tampons qu'il retire après vingt-quatre heures. Une opération plastique secondaire couvre les pertes de substance ; si le col vésical n'a pas été atteint, il n'y aura pas d'incontinence d'urine.

Winckel a opéré un cas de la façon suivante :

Après avoir introduit une sonde dans la vessie, il fit autour de l'urèthre trois transfixions, une à gauche, une à droite et la troisième au-dessous du cathéter. Ensuite il serra les trois fils et s'en servit pour attirer et disséquer l'urèthre, cinq artères furent liées avec du catgut. La muqueuse uréthrale fut cousue à la paroi vaginale, moyennant sept sutures profondes de soie. Sonde à demeure pendant plusieurs jours. Guérison rapide par première intention.

L'opération faite par Zweifel présente quelque intérêt.

Il s'agissait d'un cas de la troisième période. Le gynécologiste de Leipzig extirpa tout l'urèthre après avoir fait la symphyséotomie. La fistule vésico-vaginale fut fermée immédiatement et un urèthre artificiel fut établi. En s'inspirant de la méthode de Witzel de Bonn, pour l'établissement de fistules gastriques, Zweifel a, séance tenante, fait la laparotomie et a procédé à la formation d'un urèthre artificiel en incisant la paroi postérieure de la vessie et en se servant des parois péritonéales latérales et du grand épiploon pour former une fistule vésico-abdominale.

Il ne nous paraît guère admissible de faire une opération si importante pour créer une fistule abdominale. Est-ce qu'une simple cystostomie sus-pubienne n'aurait pas suffi?

Malheureusement, nous trouvons beaucoup de malades qui arrivent trop tard pour qu'une opération soit encore couronnée de succès. Dans ces cas difficiles et délicats, tout notre art médical sera mis à l'épreuve.

Nous avons le devoir de soulager les souffrances atroces de nos malades. Nous aurons un traitement palliatif à instituer.

Celui-ci peut être ou simplement médical ou chirurgical.

Ce dernier consiste à diriger l'urine au dehors par un autre passage que par les voies naturelles, pour que les cavités néoplasiques ne soient pas tout le temps irritées. Nous aurons à choisir entre la taille périnéale et la cystostomie sus-pubienne. C'est cette dernière que nous conseillons, pour la raison suivante :

L'opération de la taille périnéale mettra un orifice trop rapproché du foyer néoplasique primitif pour que nous ne craignions pas son envahissement rapide. Dans la cystostomie sus-pubienne, cette raison n'existe pas.

Chez certains malades l'infection urinaire surajoutée aux lésions produites par l'épithélioma lui-même prime toutes les indications thérapeutiques.

On se trouve parfois, comme dans notre cas, en présence d'individus, porteurs d'un épithélioma uréthral, chez lesquels on n'oserait pas entreprendre une opération, sachant que la récidive est presque inévitable, et cependant l'état général de nos malades, provoqué par l'infiltration d'urine et l'infection urinaire, nous oblige, malgré l'envahissement déjà existant des ganglions, à faire une intervention chirurgicale, qui sera forcément palliative, quittes à reprendre plus tard, si cela est encore possible, le traitement approprié de l'épithélioma.

Il faut pour cela que nous ayons recours soit au simple débridement des clapiers, soit à la cystostomie sus-pubienne pour combattre l'infection urinaire, voire même, il faudra quelquefois faire l'amputation pénienne ou l'émasculation totale moins dans l'espoir de guérir radicalement les malades de leur néoplasme dont ils portent déjà le germe de récidive, que dans le but de les débarrasser d'une tumeur qui, tant par son caractère malin que par sa localisation particulière dans les organes génito-urinaires, les exposent continuellement à des infections urinaires, qui mettent leurs jours en danger.

Nous pourrons ainsi procurer à ces malheureux, qui seraient autrement voués à une mort rapide et certaine, une période parfois assez longue d'un bien-être relatif.

Chez la femme, on pourrait encore penser à l'établissement d'une fistule vésico-vaginale qui aurait les mêmes inconvénients que la taille périnéale.

En même temps, il faut avoir recours aux suppositoires calmants et à l'usage interne de narcotiques.

OBSERVATIONS

Observation I (de M. Thiaudière).

Je fus consulté, le 17 février 1831, par le nommé R. C..., postillon à Vivonne, pour un rétrécissement de l'urèthre, qu'il portait depuis longtemps, mais qui était arrivé au point de produire une rétention d'urine. Ce jeune homme m'affirma qu'il n'avait jamais contracté de malades vénériennes ; mais que, sans cause connue, depuis longtemps l'urine, au lieu de couler à plein canal et d'un jet égal et uniforme, ne sortait que par un petit filet qui se divisait après sa sortie, toujours précédée par des efforts douloureux.

J'introduisis une petite sonde qui rencontra l'obstacle dans la partie spongieuse du canal, à un pouce et demi de profondeur ; j'explorai ensuite avec un petit stylet d'argent boutonné et fort délié ; je ne pus lui faire franchir le rétrécissement ; mais en variant le toucher de plusieurs manières, je crus distinguer une tumeur arrondie, dure, adhérente aux parois de l'urèthre et offrant beaucoup de résistance, mais pas assez pour être confondue avec un calcul ; elle paraissait avoir acquis le volume d'un pois à cautère, et derrière elle il n'y avait point de dilatation.

Ne pouvant rattacher ce fait aux différentes espèces de rétrécissements connus, je diagnostiquai une tumeur carcinomateuse développée dans les parois de l'urèthre, et devenue assez volumineuse pour obstruer complètement le canal excréteur de l'urine.

Avec cette conviction, je ne pouvais pas mettre en pratique les différents procédés usités pour les rétrécissements de l'urèthre ; en effet, la dilatation était impossible, et où aurais-je pu trouver une bougie assez fine pour pouvoir passer ? D'un autre côté, comment essayer, avec quelque chance de succès, la cautérisation, d'ordinaire si utile contre les brides ou même les rétrécissements valvulaires et circulaires ?

Il ne me restait donc plus que l'excision ou la résection ; c'était le seul moyen qui pût être tenté ; mais de quel avantage m'eût été l'uréthrotomie ordinaire pour un pareil rétrécissement ? Forcé d'agir, je proposai au malade une opération singulière et douloureuse, mais qui devait infailliblement réussir ; elle fut acceptée, et voici de quelle manière j'y procédai :

Je fis tenir le malade par des aides ; j'introduisis une sonde cannelée jusqu'au rétrécissement ; avec un bistouri droit, j'incisai la face supérieure du gland de manière à la diviser en deux moitiés égales, que je maintins écartées l'une de l'autre avec des pinces à disséquer confiées à des aides. Une assez grande hémorrhagie suivit ce premier temps de l'opération ; mais une éponge mouillée d'eau froide abstergeait le sang, et me permettait de voir à conduire mes instruments. Je mis complètement à découvert la tumeur qui formait le rétrécissement, et je la disséquai avec beaucoup de soin, de manière à la détacher entière des parois de l'urèthre, auxquelles elle était adhérente ; elle avait bien le volume d'un pois à cautère, et présentait à l'intérieur l'aspect lardacé des carcinomes.

L'opération faite, je pus faire pénétrer dans la vessie une grosse sonde d'argent qui vida en un instant ce réservoir de l'urine. Alors je substituai à cette sonde d'argent un gros bout de sonde en gomme élastique que je poussai jusqu'au delà de la plaie ; et, ramenant en place les deux moitiés du gland, je favorisai leur réunion par l'application de bandelettes agglutinatives, circulairement placées.

Quelques jours après, la cicatrisation était parfaite, le malade urinait à plein canal, et il crut devoir me quitter.

Je lui avais donné le conseil de mettre en usage les sondes en gomme élastique encore plusieurs jours ; mais soit qu'il l'eût oublié, soit qu'il ne l'eût pas pratiqué assez longtemps, le mal revint avec la même nature et le même siège ; et le 26 avril de la même année, R. C... me fit prier d'aller à Vivonne pour aviser aux moyens de le guérir sans retour.

La rétention d'urine était complète. Je me rendis à son invitation ; et, le même jour, je l'opérai en me comportant comme la première fois, à l'exception qu'après avoir fait la résection de la tumeur, je cautérisai la place que celle-ci occupait précédemment, avec le nitrate d'argent fondu.

Cette cautérisation, je la fis renouveler tous les deux jours, et à chaque fois je faisais placer une sonde en gomme élastique qui servait à la fois de moyen dilatant et de moyen de compression sur les parois de l'urèthre.

Il faut que cette dernière opération l'ait radicalement guéri, car depuis ce temps-là, il urine parfaitement bien, son canal est libre, et tout fait croire que la maladie ne reparaîtra pas (1834).

Il me semble avoir observé là un véritable cancer de l'urèthre, maladie qui n'a pas encore été observée par les auteurs ; et, pour porter ce diagnostic, je me fonde sur la forme de la tumeur, ses adhérences, son aspect grisâtre, sa consistance dure et criant sous le scalpel, sa repullulation après la simple résection, et enfin sa guérison après que la cautérisation eut suivi l'excision ; mais soit qu'on l'envisage comme un cancer de l'urèthre, soit qu'on le considère comme une tumeur fibreuse de nature à former, en grossissant, une nouvelle espèce de rétrécissement de l'urèthre, ce cas me paraît devoir mériter l'attention des praticiens, et j'ai rempli un devoir en le soumettant à leur expérience.

Observation II (de M. Thiersch).

J. S...,, paysan, 60 ans, souffre depuis plusieurs années déjà de douleur à la miction et ne peut se souvenir ni de l'origine ni de la manière dont sont apparues ces douleurs. L'année précédente, l'urine ne s'écoulait plus que goutte à goutte avec de grands efforts. Un peu plus tard, il y a eu de l'incontinence. Un examen fait à ce moment (février 1854) avec la sonde, provoqua une violente douleur dans la région de la prostate. Peu après, apparut une tuméfaction sur le périnée, qui s'ouvrit, et depuis il exista un écoulement persistant de pus et d'urine par quelques ouvertures fistuleuses au voisinage de la tubérosité de l'ischion. Parfois, il s'en écoule aussi du sang. A l'admission du malade, l'écoulement persiste. En introduisant une sonde dans l'urèthre, je fus arrêté à la hauteur de la fosse naviculaire par un rétrécissement annulaire assez étroit. Arrivé dans la portion membraneuse, la pointe de la sonde tomba sur une excavation considérable, mais heurta alors, au lieu de pénétrer dans la vessie, sur un corps rugueux et fixe que je pris pour un calcul siégeant dans le col vésical et dans la portion prostatique de l'urèthre. Le rétrécissement fut dilaté en peu de jours par la méthode de Lizars, et plus tard j'ai fendu la portion membraneuse de l'urèthre par le périnée pour extraire le calcul. De cette façon, j'arrivai sur un tissu particulièrement friable, qui s'émietta en grumeaux, et ce que j'avais pris pour un calcul apparut tout simplement comme le bord inférieur de la symphyse pubienne, incrustée de sels urinaires.

L'examen microscopique des parties suspectes montra qu'on avait affaire à un épithélioma avec de nombreux nids remplis de cellules cornées en dégénérescence graisseuse. Je m'abstins de toute autre intervention. Le malade mourut trois semaines plus tard, de pyohémie (3 juillet 1858). A l'autopsie, on trouve une destruction ulcéreuse de l'urèthre, commençant au quart antérieur de la prostate et s'étendant jusqu'au bulbe. Au lieu de l'urèthre, on trouve sur cette étendue une excavation grosse comme un œuf de poule, irrégulièrement anfractueuse, à parois recouvertes de lambeaux de tissu nécrotique. Ce qui reste de la néoplasie, en plus grande partie nécrosée, consiste d'une part en quelques rares excroissances papilliformes faisant saillie par-ci par-là dans l'excavation, et, d'autre part, en quelques incrustations jaunâtres, friables, visibles sur une coupe verticale. L'examen microscopique montre que cette masse jaunâtre, friable, était de nature épithéliale. On y trouve en grande quantité des masses concentriques d'épithélium corné entourées par un stroma de cellules épithéliales jeunes.

La masse s'étend à quelques lignes au-dessous de la muqueuse de la portion de l'urèthre attenant à l'ulcération et a soulevé légèrement la muqueuse de bas en haut. Dans le tissu caverneux de la portion bulbaire de l'urèthre, on trouve également des masses épithéliales.

Observation III (de M. Hutchinson).

Un jeune homme d'aspect bien portant se présente au Metropolitan Free Hospital, pour une maladie vénérienne. La verge était très enflée ; le prépuce était œdématié par un phimosis et par une induration charnue de couleur foncée qui siégeait dans la partie inférieure de cet organe, juste derrière le gland. Cette induration était déjà ulcérée au centre et laissait échapper l'urine par cette perte de substance. Supposant qu'on trouverait un chancre phagédénique caché sous le prépuce, on fit l'incision, mais on ne voyait pas d'ulcus; on fendit ensuite largement l'induration sous-uréthrale et on incisa une masse indurée blanchâtre assez épaisse. Quoique fortement intrigué par la nature de ce cas on n'avait aucun soupçon que l'affection pouvait être cancéreuse. Le malade n'avait que 22 ans et paraissait très bien portant. Il a remarqué l'enflure seulement trois semaines avant son entrée à l'hôpital et il n'a pas souffert de la moindre difficulté de la miction pendant plus d'un mois auparavant.

Le malade revenait à la consultation externe pendant un mois environ, mais à chaque visite, ces granulations présentaient un caractère de plus en plus suspect.

On le perdit de vue pour quelque temps, mais au bout de trois semaines, il demanda à être reçu au London Hospital et entra de nouveau dans le service de M. Hutchinson.

Il n'y avait plus de doute possible quant à la nature de l'affection. Toute l'urine s'écoulait par l'ulcération qui se trouvait sur la paroi inférieure du pénis. Cette ulcération, grande comme une pièce d'un sou, était couverte de granulations fongueuses, verruqueuses, qui ressemblaient assez à des choux-fleurs. Quelques ganglions dans les deux aines étaient tuméfiés et durs. On enleva un petit fragment du bord de la néoplasie et on trouva à l'examen histologique des éléments typiques du cancer épithélial. Plusieurs autres chirurgiens de l'hôpital, qui avaient vu le cas, confirmèrent le diagnostic. On fit l'amputation du pénis en novembre 1860. Quoiqu'on ait amputé l'organe aussi loin que possible, l'urèthre était néanmoins encore distendu par des granulations verruqueuses molles à la hauteur de la section, de sorte qu'on fut obligé d'enlever encore un morceau de son corps spongieux sur une longueur de 2 centim. et demi, pour arriver dans du tissu sain. L'urèthre étant ainsi coupé à la hauteur du scrotum, on crut devoir faire une boutonnière périnéale, pour assurer la liberté de la miction. On introduisit une sonde à demeure dans la vessie. La guérison fut prompte, et l'orifice périnéal artificiel remplissait complètement son but. Un peu d'urine cependant passait par l'ouverture uréthrale antérieure. Trois mois environ après l'opération, de petites granulations fongueuses apparurent dans la cicatrice. Dans le courant d'une semaine, elles avaient atteint la grosseur d'une noix et ressemblaient assez exactement à la tumeur primitive. On les détruisait par des cautérisations répétées de chlorure de zinc.

L'opéré se porte bien huit mois après l'opération. Les ganglions inguinaux, tout en étant encore accessibles au toucher, ont diminué de volume.

En fendant l'urèthre amputé, on le trouva rempli par des néoplasies verruqueuses molles. Les caractères microscopiques de cancer épithélial étaient partout assez abondants et nets. La tendance de la néoplasie à proliférer plutôt qu'à exulcérer, toute spéciale dans ce cas, s'explique peut-être par le jeune âge du malade. Il faut encore mentionner la prédisposition très considérable de la peau du malade à des productions de verrues ordinaires dont on a trouvé une grande quantité sur ses mains, ses cuisses et son scrotum (18 février 1862).

OBSERVATION IV (de M. BILLROTH).

H. W..., âgé de 50 ans, admis à la clinique le 1er décembre 1866, ayant déjà souffert depuis sept mois d'une cuisson pendant la miction ; le jet devenait de plus en plus mince et la miction de plus en plus difficile ; depuis quelques jours, rétention complète d'urine. Au milieu du pénis, on trouvait une induration qui produisait l'effet d'un bout de bougie, long de 3 cent. et demi, qui serait resté dans l'urèthre ; une seconde induration péri-uréthrale pareille mais moins étendue se trouvait un peu plus en arrière. On pouvait franchir l'endroit induré avec une bougie de calibre moyen. Quoique ce malade eût nié toute infection syphilitique, on le soumettait à un traitement énergique d'iodure de potassium. Les indurations péniennes allaient en augmentant et, au mois de janvier 1867, on pouvait sentir par le toucher rectal des nodosités dans la partie postérieure des corps caverneux. Le cathétérisme devenait de plus en plus difficile. Les ganglions inguinaux étaient palpables, durs et tuméfiés, les urines étaient alcalines, des frissons survinrent. Après un an de maladie, le patient mourut, le 4 avril 1867, dans le marasme.

On trouve dans le procès-verbal de l'autopsie les indications suivantes :

Poumons. — Du côté gauche, sous la plèvre aussi bien que dans la profondeur du parenchyme, on trouve des nodules disséminés gris jaune, gros comme des grains de chènevis ou des lentilles, qui faisaient saillie sur la coupe ; du côté droit, on trouve encore une plus grande quantité de ces nodules.

Sur la surface du foie, on voit trois nodules pareils à ceux des poumons. La muqueuse de la vessie est couverte de nodules gris blanc gros comme des grains de chènevis. Les lobes latéraux et moyen de la prostate sont très hypertrophiés et infiltrés de nombreux nodules, blanchâtres, indurés. La portion membraneuse de l'urèthre est minée par une cavité anfractueuse remplie de pus et de détritus. Dans les corps caverneux, on trouve encore des cordons indurés gros comme le petit doigt, et composés de quelques nodules gris blanc. Les ganglions inguinaux et rétro-péritonéaux sont indurés et atteignent la grandeur d'une noix.

Malgré la remarque faite, à la fin du procès-verbal d'autopsie, que les nombreux nodules blancs indurés étaient des carcinomes, on ne lit nulle part que ce diagnostic fut confirmé par l'examen microscopique.

L'apparition primitive de l'induration au milieu du pénis, même si ce carcinome s'était développé dans la muqueuse uréthrale, reste quand même un fait très rare.

Comme M. Billroth a été absent de Zurich au moment de la mort du malade, et qu'on n'avait rien conservé des nodules trouvés à l'autopsie, il émet le doute s'il s'était bien agi dans ce cas d'un sarcome ou d'un épithéliome.

OBSERVATION V (de M. ALBERT).

Un journalier, âgé de 55 ans, souffrait depuis douze ans d'un écoulement purulent de l'urèthre, auquel s'associaient peu à peu les troubles de la miction habituels du rétrécissement. Il avait en même temps un phimosis très étroit, congénital. Il entra en 1872 à la clinique chirurgicale d'Innsbruck; M. le professeur Heine opéra le phimosis et dilata graduellement ce rétrécissement très serré. A une profondeur d'un centimètre déjà tous les instruments, même les plus fins furent arrêtés. Après avoir dilaté progressivement le premier obstacle, on arriva plus loin sur un second anneau, siégeant vers le milieu de la région caverneuse; on a cependant bientôt pu les franchir tous les deux avec des sondes métalliques.

Le malade, auquel on avait donné, au moment de sa sortie de l'hôpital, une bougie appropriée au degré de son rétrécissement, a négligé de se sonder méthodiquement chez lui et fut forcé de rentrer à la clinique le 4 avril 1874, avec les mêmes troubles qu'auparavant.

État actuel. — Sur le côté droit du scrotum, on trouve, près de la racine du pénis, une petite ouverture fistuleuse par laquelle on peut faire sortir du pus sur pression; pendant la miction il en sort de l'urine. A un centimètre un peu en dehors et en arrière d'elle se trouve une tuméfaction grosse comme un petit pois, rouge, molle; il s'agit apparemment d'une seconde fistule pas encore ouverte. Les parties voisines sont indurées.

Une sonde de moyen calibre est arrêtée dans l'urèthre à la hauteur des orifices fistuleux. Il paraît donc que le rétrécissement ait récidivé et qu'il ait causé la formation des fistules. Mais on fut frappé par ce fait, que la tuméfaction grosse comme un petit pois, qu'on avait prise pour un trajet fistuleux sur le point de s'ouvrir en dehors, présentait un aspect tout différent: elle avait tous les caractères d'un petit nodule cancéreux; avant l'exulcération, la peau luisante amincie, qui recouvrait cette petite tumeur était très hyperhémiée comme sur des abcès en voie de perforation et sillonnée d'un réseau de petits vaisseaux comme sur un carcinome cutané en voie d'exulcération. Aussi fit-on de prime abord le diagnostic de carcinome, et comme le petit nodule siégeait dans la paroi d'une cavité, on fendit cette paroi en même temps que la petite tumeur. L'inspection de la coupe de la tumeur confirma le diagnostic; on y trouvait une surface fendillée, plus sèche. On excisa un petit fragment pour l'examen histologique qui corrobora le premier diagnostic. On était donc en présence d'un carcinome exulcéré qui s'est probablement développé dans la région rétrécie qui, pendant des années, a été sujette à de nombreuses irritations.

La néoplasie avait envahi les corps caverneux du pénis. Par le toucher rectal on trouva que le néoplasme s'arrêtait à la portion membraneuse. On a longtemps hésité, à cause de l'état cachectique de l'individu, si l'on devait encore faire l'extirpation de la tumeur. On a d'abord soumis le malade à un régime fortifiant pendant quatre semaines, et comme la tumeur n'avait pas sensiblement augmenté de volume, mais l'état général du malade au contraire s'étant amélioré, on s'est décidé à faire l'opération.

Opération. — Sous le chloroforme on circonscrivit par deux incisions elliptiques la cavité exulcérée et on pénétra dans la profondeur pour arriver aux

limites de la néoplasie. Heureusement la tumeur était délimitée partout très
nettement, dans la profondeur, de sorte qu'on put l'enlever sans aucune
hémorrhagie notable. Les deux bouts de l'urèthre coupés en avant et en arrière
de la tumeur étaient séparés l'un de l'autre de 6 centim. ; une assez grande
partie de l'urèthre avait par conséquent été détruite par la néoplasie. La tumeur
avait pénétré sur les côtés, dans l'intérieur des corps caverneux, qu'on a enlevés sans hémorrhagie notable, car ce néoplasme a été assez nettement
limité pour permettre une dissection lente et soignée. La verge, qui fut conservée jusque près de sa racine, restait attachée à une bande mince des corps
caverneux.

Les suites de l'opération furent mauvaises ; quelques jours après l'extirpation
la plaie est devenue sèche, pâle, à bords fendillés. La température montait
jusqu'à 40°, le malade avait du hoquet, et il mourut d'une septicémie générale.

L'*Autopsie* n'a rien relevé d'intéressant.

OBSERVATION VI (de MM. CZERNY et WITZENHAUSEN).

Premier cas. — H. S…, de Bickelheim, 48 ans, non marié, entre à la clinique le 25 mars 1877.

Pas d'antécédents héréditaires. A 10 ans, il a reçu un coup de pied sur le
gland, qui a déchiré le prépuce. Depuis, la miction a toujours été un peu difficile, car, à ce que dit le malade, l'urine venait librement jusqu'au gland, mais
là elle était retenue et ne pouvait plus s'échapper qu'en jet mince.

Jamais de blennorrhagie. Épididymite en 1889 qui n'a jamais été sérieuse-
ment soignée. Dix ou onze semaines avant de venir à l'hôpital, les souffrances
augmentent, le malade se plaint de violentes douleurs dans les parties et bientôt il se forme une tumeur qui s'ouvrit pour laisser passer du pus et de l'urine.
La fistule guérit en quatre semaines, s'ouvrit cependant pour la seconde fois,
tandis qu'à nouveau, mais un peu plus en avant, se formait une seconde tumeur
qui se rompit pour donner issue à du pus.

L'examen des organes génitaux donna le résultat suivant.

Le prépuce est si étroit qu'une faible partie seulement du gland peut être
découverte. Sur le périnée deux fistules d'où sort du pus, et pendant la miction,
de l'urine. En outre, on y trouve une tuméfaction diffuse, douloureuse à la
pression avec fluctuation manifeste. L'orifice externe de l'urèthre est petit, une
sonde à bout olivaire y pénètre avec peine et pour sortir, se trouve fortement
retenue. En essayant de passer avec un cathéter, on provoque une hémorrhagie
abondante qui cesse les jours suivants, mais se reproduit chaque fois que l'on
essaie d'introduire une sonde plus grosse, si bien qu'il a été impossible de
franchir l'endroit rétréci.

Diagnostic. — Rétrécissement de l'urèthre.

Opération, le 5 avril sous chloroforme. — Les deux fistules du périnée et du
scrotum furent d'abord incisées. Puis avec le doigt on arriva dans une cavité

large, à parois déchiquetées, dans laquelle on sentait un corps rond, épais
comme le doigt qui fut regardé comme le bulbe de l'urèthre. En essayant de le fendre d'arrière en avant pour retrouver l'urèthre imperméable
d'avant en arrière, le tissu apparut ferme, granuleux, comme carcinomateux.
Un examen microscopique extemporané montra qu'il s'agissait d'un cancroïde.
L'extrémité postérieure de l'urèthre fut trouvée dans le tissu carcinomateux
et une sonde épaisse put facilement s'introduire par là. Pour atteindre plus
facilement la portion vésicale de l'urèthre et pour pouvoir y fixer une ligature
au cas où l'introduction d'une sonde serait nécessaire, on réveilla le malade
puis on lui donna un peu de vin à boire, mais malgré une forte pression
il ne put uriner. On s'abstint de toute autre intervention, ayant constaté
que le carcinome était indépendant de la paroi rectale, mais solidement
adhérent à la branche ascendante droite de l'ischion et que le corps caverneux
du pénis était en partie détruit à ce niveau. L'hémorrhagie fut minime. Le
lendemain matin le malade put émettre librement une urine d'apparence claire,
sans albumine et faiblement acide. Il ne survint aucune élévation de température et le malade présenta les jours suivants une amélioration, si bien que le
9 mai il pouvait quitter la clinique. Par quelques lettres du malade, on apprit
que pendant les deux premiers mois l'état général resta fort bon, grâce à l'em-
ploi quotidien des bains de siège et des lavages de la vessie. On fit prendre
d'autres informations qui établirent cette fois que le malade avait de fréquentes
hémorrhagies sur le point où il avait été opéré, en même temps que de violentes douleurs. Sa faiblesse augmentant toujours, il mourut au bout de six
mois.

OBSERVATION VII (de M. GRÜNFELD).

Il s'agit d'un homme de 59 ans, qui entra dans le service de M. le professeur
Salzer à Vienne, le 16 juin 1879, pour une uréthrorrhagie qui aurait duré
depuis huit mois, à la suite de laquelle le malade aurait beaucoup dépéri. Il
souffrait en même temps d'une difficulté d'uriner, ce qui nécessitait le cathétérisme toutes les six à huit heures. L'urine ainsi passée était claire au commencement ; vers la fin de la miction seulement quelques gouttes de sang s'écou-
laient. Dans l'intervalle entre deux mictions, le canal de l'urèthre était presque
continuellement baigné dans du sang. On n'apercevait rien d'anormal par l'inspection extérieure ; la prostate hypertrophiée. La sonde introduite dans le
canal heurte du côté droit sur un obstacle dur, qu'on peut cependant facilement
éviter ; on entre ensuite rapidement dans la vessie.

A l'*examen endoscopique* de l'urèthre antérieur avec l'endoscope simple droit,
on trouve deux petites tumeurs polypiformes un peu plus grosses que des grains
de chènevis ; la première de ces tumeurs, implantée moyennant un court pédicule sur la muqueuse bleuâtre, à 12 centimètres en arrière du méat urinaire,
frappait l'œil de l'observateur par sa couleur blanc jaunâtre, tandis que la
seconde tumeur de même grandeur que la première, située à 4 centimètres

plus en arrière que celle-ci était aplatie. L'examen des portions plus profondes de l'urèthre ne donnait point les images endoscopiques bien connues. On y trouvait au contraire un état de choses tout à fait insolite. Après avoir introduit le tube simple jusque dans la région du verumontanum, on faisait apparaître une bandelette étroite de la muqueuse uréthrale, congestionnée, qui avait la forme d'un fer à cheval, dont la convexité était tournée à droite. Le reste du champ visuel était rempli par une tumeur d'une couleur à moitié rose pâle, à moitié grisâtre, couchée transversalement, qui faisant saillie dans le tube, présentait à sa surface, à côté de quelques vaisseaux sanguins et de quelques sillons minces, une excavation rouge foncé périphérique. En retirant un peu le tube de l'endoscope, on apercevait une trabécule horizontale mince, un peu élargie vers son extrémité gauche, qui faisait des rotations autour de son axe aux moindres mouvements imprimés à l'endoscope. En haut, dans une profondeur relativement grande, on voyait la muqueuse uréthrale foncée, livide, qui se couvrait rapidement de sang chaque fois qu'on l'abstergeait. Au-dessous du bord inférieur de cette trabécule, on apercevait la muqueuse exulcérée.

En ajustant l'endoscope d'une certaine façon, on arrivait à soulever toute la tumeur, de sorte qu'on pouvait même faire une démonstration de la muqueuse exulcérée.

A la surface inférieure de la tumeur ainsi renversée on voyait un endroit gros comme un grain de millet et un autre plus foncé mais plus petit, qui correspondaient à de petites excavations (fossettes). Un petit mouvement rotatoire de l'instrument en avant faisait entrer la tumeur dans le tube et revenir l'image ci-dessus mentionnée...

Il s'agissait, par conséquent, d'une tumeur située dans la portion prostatique de l'urèthre, en partie exulcérée, qui provoquait des uréthrorrhagies surtout aux moindres attouchements, mais aussi à la suite de mouvements volontaires du malade. La tumeur avait une longueur de 4 à 5 centim. environ, et ressemblait à une tumeur durcie dans l'alcool.

On posa le diagnostic de carcinome faisant saillie dans la lumière uréthrale, à cause des images endoscopiques et de l'examen de la prostate. On trouvait sur le milieu de la prostate une tumeur ovale molle qui faisait saillie sur le rectum, et sur le côté gauche de la glande on voyait plusieurs proéminences dures, grosses comme des petits pois.

Le malade, qui avait refusé une opération, est rentré chez lui, où il serait mort au bout de trois mois.

OBSERVATION VIII (de M. SCHUSTLER).

Homme de 72 ans, présentant de la fièvre à des intervalles fréquents, entra le 26 mai 1880, à la clinique de M. le professeur Weinlechner à Vienne. Anurie depuis quatorze jours (quelques gouttes d'urine seulement parvenaient à s'échapper). Depuis cinq jours, gonflement persistant du scrotum et du pénis avec douleurs dans les aînes. L'examen clinique montra, outre la sensibilité de la région vésicale et le gouflement signalé des organes génitaux externes, une tumeur périnéale fluctuante de la grosseur d'un œuf d'oie. En l'incisant, il sortit un liquide mêlé d'urine, de pus et de sang et en introduisant la sonde à demeure, ce qui a été assez difficile, on découvrit une cavité sur le trajet de l'urèthre au niveau de la portion bulbaire. La plaie de l'abcès périnéal se cicatrisa assez rapidement, sauf sur un petit endroit tout près du scrotum ; par cette fistule s'écoulait continuellement du pus et pendant les mictions un peu d'urine. Un trajet fistuleux qui partant de cette ouverture se dirigeait en haut et en arrière vers l'urèthre, fut fendu plus tard. Les forces du malade diminuaient graduellement ; il mourut de cachexie le 4 octobre 1880.

A l'*Autopsie* (M. le docteur H. CHIARI), tuberculose ancienne des deux sommets des poumons, vieilles ulcérations tuberculeuses du larynx avec périchondrite aryténoïdienne du côté droit. Pneumonie hypostatique du même côté, endartérite chronique d'intensité moyenne. Infarctus hémorrhagique récent de la rate.

Les deux reins sont blancs, un peu épaissis, les calices et le bassinet du rein gauche sont injectés. Dans la vessie on trouve une urine purulente ; la muqueuse est épaissie, injectée ; le revêtement épithélial épaissi. Prostate grosse. Dans l'urèthre la muqueuse de la portion prostatique aussi bien que celle de la portion antérieure de la partie caverneuse est injectée. A 9 centim. en arrière de l'orifice externe de l'urèthre, on arrive dans une cavité remplaçant la moitié postérieure de la partie caverneuse aussi bien que la partie antérieure de la portion membraneuse de l'urèthre, ayant la grosseur d'un œuf de poulet, de forme ovoïde, 7 centim. de longueur sur 4 centim. de largeur. Les parois de cette cavité sont formées par une masse cancéreuse (Aftermasse) dure, arrondie, irrégulièrement déchiquetée, de coloration blanchâtre, laissant écouler un liquide crémeux, épais, assez abondant.

Dans cette cavité débouchent les restes des portions caverneuse et membraneuse de l'urèthre, à orifices irrégulièrement déchiquetés et indurés. En bas, le bulbe de l'urèthre fait saillie, infiltré de pus, sous forme d'un corps gros à peu près comme un haricot. La partie du corps spongieux de l'urèthre restant encore et répondant à la paroi postérieure de la caverne était complètement infiltrée de pus.

Sur la paroi supérieure on trouvait encore quelques restes des corps caverneux du pénis envahis en partie par la néoplasie cancéreuse. La paroi inférieure était perforée par des trajets fistuleux de calibre variable, qui abouchaient d'un côté à la peau érysipélateuse de la racine du scrotum et du périnée ; et qui conduisaient d'autre part dans un grand abcès purulent, anfractueux, qui s'étendait en arrière de la partie conservée de la portion membraneuse et en arrière de la prostate non malade jusque dans les vésicules séminales, qui elles-mêmes avaient déjà subi en partie le processus suppuratif. De cette cavité suppurée on arrivait d'un côté par une perforation grande comme une tête d'épingle dans la portion membraneuse de l'urèthre ; d'autre part, à une distance

de 6 centim. au-dessus de l'anus on pouvait pénétrer dans le rectum par plusieurs trous grands comme des lentilles. La grande cavité dans la continuité
de l'urèthre, le grand abcès rétro-prostatique et les nombreux trajets fistuleux
étaient remplis d'un liquide très fétide mélangé de pus séreux et d'urine.

Pas de métastase de la masse cancéreuse en d'autres points de l'urèthre, pas
plus que dans les ganglions du bassin ou des aines.

Quoiqu'il n'y eût pas de doute possible après l'inspection macroscopique qu'il
s'agissait dans ce cas d'une néoplasie cancéreuse de l'urèthre, l'examen histologique a été fait avec soin pour établir les limites exactes entre la masse cancéreuse et la muqueuse non atteinte de l'urèthre, afin d'établir clairement le
point de départ du néoplasme.

L'examen microscopique a été fait sur des morceaux provenant des parois
de la cavité dans l'urèthre, qui étaient durcis dans l'alcool absolu, coupés en
divers sens et colorés au picro-carmin. On vit alors qu'on avait affaire à un
épithélioma ayant un stroma formé de tissu conjonctif épais, fibreux et
contenant des noyaux fusiformes; çà et là on voyait des fibres élastiques,
une pigmentation brunâtre en certains points et des lumières vasculaires de
différents calibres. Les cellules, rangées en amas cylindriques ou fusiformes plus
ou moins grands qui remplissaient les interstices de la charpente du tissu
conjonctif, étaient de formes diverses : les unes polygonales à angles arrondis,
les autres presque cylindriques en forme de poires ou de massues. Toutes
semblaient assez rigides avec un protoplasma finement granuleux, un gros
noyau; plusieurs contenaient des nucléoles évidents. Le plus souvent il y avait
deux noyaux par cellule. La grosseur des cellules variait de 0,012 à 0,030 millim.

En plusieurs points aussi on reconnaissait un processus de dégénérescence.
On voyait des amas de cellules transformés en un détritus granuleux, graisseux
et caséeux au milieu duquel se trouvaient dispersés quelques noyaux ronds
mieux conservés. Bon nombre de cellules avaient subi un processus de kératinisation, surtout celles qui se trouvaient au centre des grands amas cellulaires.
Fréquemment on voyait des globes épidermiques, concentriques, caractéristiques
formés par ces cellules.

L'examen relativement à la limite assez nette du néoplasme et de la muqueuse
uréthrale, fut fait de façon que la coupe verticale comprît à la fois le tissu
cancéreux et la muqueuse de l'urèthre. On vit alors que la muqueuse de l'urèthre
conservée voisine de la cavité carcinomateuse différait de la muqueuse normale en ce qu'elle était tapissée par un épithélium stratifié au lieu d'un
épithélium simple. L'épithélium avait visiblement proliféré ; il contenait non
seulement des cellules cylindriques mais des cellules assez polymorphes ; il
faisait saillie sous forme de fins prolongements dans la lumière de l'urèthre et
envoyait de sa face externe des boyaux épithéliaux dans le tissu conjonctif
voisin. Ces prolongements étaient surtout marqués à la limite entre l'urèthre et
la cavité. Ils avaient absolument l'aspect qu'on rencontre si fréquemment dans
les cancroïdes de la peau sur des coupes menées perpendiculairement à travers
les parties limitrophes.

W.   5

Le tissu conjonctif de la muqueuse et du corps spongieux se confondait sans limite précise avec celui du carcinome.

Par conséquent il semble hors de doute qu'on était en présence d'un épithélioma typique primitif de l'urèthre ayant son point de départ dans la muqueuse des portions caverneuse et membraneuse.

OBSERVATIONS IX et X de (M. PONCET).

Cas 1. — Il s'agit dans le premier cas d'un homme de 46 ans, entré dans le service à l'Hôtel-Dieu de Lyon.

Plusieurs blennorrhagies de 20 à 35 ans.

Depuis près de vingt ans, gêne de la miction, rétrécissements. A différentes reprises, séjour à l'hôpital, dilatation, uréthrotomie interne.

Il y a seize ans, abcès urineux. A quelques années de là deux autres fistules urinaires. Depuis quelques mois, perte des forces, miction plus difficile.

Lors de l'entrée du malade à l'Hôtel-Dieu, induration en masse de la région périnéale, véritable plastron, trajet fistuleux fournissant un liquide sanieux fétide. Pas d'ulcération extérieure, gros ganglions cancéreux dans les aines. Cachexie. Pendant la miction, léger écoulement par le méat; la sonde est arrêtée à 11 centim.; on n'essaie pas de pénétrer dans la vessie. Le malade n'a pu être suivi, il a voulu retourner dans son pays.

Cas II. — La deuxième observation est relative à un homme de 60 ans.

Blennorrhagies anciennes et nombreuses. Rétrécissement. Abcès urineux.

En janvier 1880, nouvel abcès. Infiltration urineuse. État général mauvais. Larges incisions. Six mois après l'opération, dégénérescence cancroïdale des bords de la plaie.

L'examen histologique montre qu'il s'agit d'un épithélioma lobulé, à forme diffuse. Gros ganglions dans les aines. Œdème des membres inférieurs. Cachexie. Mort en octobre 1880. Autopsie impossible.

OBSERVATION XI (de MM. GUYON et GUIARD).

J. R..., 52 ans, capitaine en retraite, est entré le 18 juillet 1882, salle Saint Vincent, n° 14.

Cet homme a contracté, à l'âge de 30 ans, sa première blennorrhagie. Il n'a jamais pu s'en débarrasser complètement et a gardé pendant plusieurs années, une goutte militaire qui disparaissait et reparaissait sous diverses influences.

A l'âge de 34 ans, il eut, après un coït, une légère hémorrhagie de l'urèthre qui ne fut suivie d'aucun des accidents de la rupture de ce canal.

Depuis longtemps le jet de l'urine a diminué, mais c'est surtout depuis quinze mois que les difficultés sont devenues très considérables. La miction exigeait de grands efforts et s'accompagnait de douleurs assez vives avant, pendant et après. Le jet était devenu de plus en plus petit.

Enfin, depuis six semaines, les difficultés ont encore augmenté notablement. La miction très lente, extrêmement pénible, est devenue beaucoup plus fréquente. Le malade urine une douzaine de fois le jour et sept à huit fois la nuit.

Il se présente à l'hôpital pour la première fois, le 4 juillet. D'après les renseignements précédents, on pense aussitôt à l'existence d'un rétrécissement blennorrhagique ayant amené un certain degré de cystite. Et ce diagnostic est confirmé par l'exploration directe :

On constate tout d'abord que le malade est hypospade et que le méat vient s'ouvrir au-dessous de la rainure balano-préputiale, au niveau habituel du frein. Ce méat est très étroit et ne permet qu'à grand'peine l'introduction d'un explorateur n° 14. Cet instrument, parfaitement libre dans toute la portion pénienne, est arrêté au fond de la région périnéo-bulbaire. Tous les autres explorateurs sont arrêtés au même point et on ne réussit à franchir l'obstacle qu'avec une bougie n° 5. Les urines sont troubles et abandonnent un dépôt purulent.

Le 6 juillet, M. Guyon débride le méat avec l'uréthrotome à bascule.

Du 6 au 13, on essaie de pratiquer la dilatation et on arrive successivement jusqu'au n° 11 des bougies en gomme.

Le 13. On peut introduire les n°s 24, 27 Béniqué, les derniers numéros avec assez de difficulté.

Rentré chez lui, le malade est pris d'un violent accès de fièvre.

Le 15. Il revient à la consultation ; mais les Béniqué ne peuvent plus passer.

Le 18. Il se décide à entrer à l'hôpital.

L'uréthrotomie interne est pratiquée le 29, sans présenter ni pendant les manœuvres, ni à leur suite, aucune particularité digne d'être notée.

Le 31. On retire la sonde à demeure et on remarque un peu d'œdème des bourses.

1er août. Cet œdème a diminué, mais le soir le malade a un frisson suivi de fièvre. T. 39°,5.

Le 2. La fièvre est tombée, la miction est facile, un peu douloureuse vers la fin.

Le 3. On remarque au périnée l'apparition d'une petite tumeur inflammatoire qui va en augmentant les jours suivants. En même temps, la fièvre reparaît sans nouveau frisson et oscille autour de 39° avec quelques rémissions matinales.

Le 9. La tumeur est grosse comme un œuf et très douloureuse. M. Monod, suppléant M. le professeur Guyon, en pratique l'ouverture au bistouri, laisse un drain dans la plaie et termine par un pansement de Lister. La fièvre se maintient toujours au même degré.

9 septembre. La plaie offre un bon aspect et est en voie de cicatrisation, mais la miction se fait avec une certaine difficulté. On juge opportun de reprendre la dilatation, qui est assez facilement conduite jusqu'au n° 19 (le 28), mais ces manœuvres provoquent la formation de nouveaux abcès qui ne tardent pas à s'ouvrir et à se convertir en trajets fistuleux.

Aussi, le 5 octobre, M. Monod pratique un nouveau débridement. La plaie est pansée, comme toujours, suivant la méthode antiseptique.

C'est dans cet état que M. le professeur Guyon retrouve le malade en revenant des vacances (le 10), mais jusqu'à la fin du mois, la plaie, au lieu de se cicatriser franchement, se convertit en un trajet fistuleux fort large qui présente sur son parcours plusieurs clapiers anfractueux. On remarque en outre, sur le gland, à droite du méat, une petite saillie dure et régulièrement arrondie qui offre quelque ressemblance avec un petit abcès tubériforme. Le diagnostic précis n'est pas porté. Ce petit bouton semble bizarre à M. Guyon qui ne s'explique pas à son sujet.

Vers la fin du mois, ayant constaté, par l'exploration, que le canal est difficilement dilatable, et ne pouvant pratiquer l'uréthrotomie externe à travers les tissus périnéaux extraordinairement épaissis, M. le professeur Guyon s'était demandé si le grattage des trajets fistuleux après libération externe du canal n'aurait pas le double avantage de rendre l'urèthre perméable à des instruments plus volumineux, en même temps que de placer les fistules dans les meilleures conditions de guérison. Déjà, sur un malade comparable, notre maître avait eu recours au même procédé et avait obtenu un succès des plus remarquables.

En conséquence, le 28 octobre, le malade étant chloroformé, on procède à cette opération :

On commence par introduire, non sans difficulté, un Béniqué n° 24, guidé par une bougie conductrice. Un aide maintient en place cet instrument qui doit servir de point de repère, et relève en même temps le scrotum.

M. Guyon pratique une incision médiane qui commence en plein sur le scrotum, au niveau le plus antérieur de la tuméfaction inflammatoire et s'avance jusqu'au voisinage de l'anus. Elle rencontre un petit foyer qui envoie deux prolongements, l'un à droite et en avant, du côté de la branche descendante du pubis, l'autre à gauche et en arrière, du côté de la fosse ischio-rectale. Pour les ouvrir assez largement, M. Guyon, craignant de rencontrer des vaisseaux en opérant en dehors de la ligne médiane, se sert très peu du bistouri et surtout des doigts à l'aide desquels il s'efforce de rompre les brides. Puis il a recours à une curette et gratte la surface anfractueuse des cavités multiples que nous avons signalées. Il termine en lavant avec la solution phéniquée forte et en enfonçant, dans les parties les plus profondes, de petites boulettes imbibées de chlorure de zinc au 1/10e. Ces boulettes sont recouvertes de gâteaux de charpie et le tout, enveloppé d'ouate phéniquée, est maintenu par un bandage en T.

Aussitôt après l'opération, on peut passer avec la plus grande facilité les cathéters Béniqué jusqu'au n° 38. Il n'est donc pas douteux que les débridements périphériques de l'urèthre, en l'absence de toute incision de ce canal, ne puissent permettre une dilatabilité beaucoup plus grande et plus facile, puisqu'on ne pouvait passer qu'un n° 24 immédiatement avant l'opération.

Une sonde en gomme n° 17 est laissée à demeure dans le canal.

Dans le cours de l'opération, M. Guyon, voulant connaître la structure histologique des tissus lardacés périnéaux, en avait enlevé une tranche qui fut confiée à M. le Dr Quénu. Contrairement à toutes les prévisions que l'étude clinique avait établies jusqu'alors, celui-ci conclut de son examen très minutieux à un épithélioma pavimenteux lobulé à tendances envahissantes.

Voici les détails de la description histologique qu'il nous a transmise :

Examen histologique, par M. le Dr Quénu. — La tumeur a été traitée par l'alcool, la gomme et l'alcool. Les coupes ont été colorées, les unes par le picro-carmin, les autres par l'hématoxyline, et montées dans la glycérine.

Série I. — *Obj.* 2. — Ce faible grossissement permet de constater que la tumeur est composée d'un stroma conjonctif au milieu duquel sont plongés des lobules épithéliaux ; ceux-ci se présentent sur la coupe, tantôt sous forme de cercles, tantôt sous forme de boyaux plus ou moins allongés et anastomosés. Toutefois ces traînées épithéliales ne constituent pas des alvéoles communiquant les uns avec les autres, comme dans le carcinome, mais des groupes, des espèces d'îlots au niveau desquels la substance conjonctive est très réduite.

Obj. 6. — Les lobules épithéliaux, puis le stroma, sont successivement examinés.

Lobules épithéliaux. — Ces lobules se composent de cellules épithéliales pavimenteuses munies d'un noyaux volumineux. Quelques noyaux sont vésiculeux. Çà et là quelques cellules semblent s'être fusionnées en une plaque à trois ou quatre noyaux. Un grand nombre de lobules ont toutes leurs cellules égales, sans évolution épidermique et leur ensemble fait penser à l'épithélioma tubulé. Mais dans bien des points on découvre de véritables globes épidermiques avec l'évolution spéciale des cellules et l'enroulement concentrique des épithéliums : ces globes forment des taches jaunes visibles même à un faible grossissement. Souvent il y a mélange de cellules vésiculeuses et de cellules cornées.

Stroma : Dans quelques points, des bandes de tissus fibreux traversent la préparation. On reconnaît à un fort grossissement que ces bandes fibreuses sont parfois riches en corps fibro-plastiques et en cellules rondes; en outre, il y a entre les rangées de cellules fusiformes comme des traînées de petites cellules épithélioïdes placées sur un ou sur deux rangs et semblant indiquer une infiltration du stroma par l'élément épithélial. Dans les îlots, le stroma est réduit à un tissu pâle, fibrillaire, parsemé de quelques noyaux. Tout ce tissu est fort pauvre en vaisseaux : dans quelques points, il s'est fait de petits foyers hémorrhagiques.

Série II. — *Préparations faites sur un autre point de la tumeur.* — D'un côté, la tumeur paraît limitée par une sorte de capsule fibreuse qui, du reste, commence à être dissociée par les cellules épithéliales. L'ensemble de cette coupe est peu riche en lobules épithéliaux et tout indique qu'elle a porté sur les confins du néoplasme. Le tissu fibreux est très abondant, des faisceaux ondulés traversent la préparation en différents sens et s'entremêlent de très nombreuses fibres élastiques; çà et là quelques îlots de fibres embryonnaires. Au milieu de ce tissu, nous observons la coupe d'un petit tronc nerveux atteint de sclérose et la section de veines et d'artères également altérées par une inflammation chronique ou subaiguë. En outre, il y a sur un coin une série de bandes orangées d'égale largeur, parallèles, striées en long, quelques-unes striées en travers : ce sont des fibres musculaires striées. Sur la plupart, la striation en travers a disparu, les noyaux du sarcolemme ont grossi et se sont multipliés. Entre les faisceaux primitifs, il y a de nombreuses cellules rondes, des corps fibro-plastiques et de petites cellules épithélioïdes.

En résumé, ce qui domine dans cette deuxième série de préparations, c'est l'existence d'un processus irritatif atteignant le tissu conjonctif, le tissu musculaire, les vaisseaux et les nerfs et semblant indiquer la zone d'envahissement du néoplasme.

Les détails de cet examen démontrent clairement qu'il s'agit d'un épithélioma pavimenteux lobulé à tendances envahissantes. Son développement n'a pu se faire qu'aux dépens de la peau ou d'une muqueuse dermo-papillaire.

Ce diagnostic histologique causa une assez vive surprise, car il semblait alors en complète opposition avec le diagnostic clinique. Néanmoins, M. le professeur Guyon, qui avait déjà observé un cas de fistules périnéales transformées en épithélioma, ne se refusa point à admettre la réalité d'une dégénérescence cancéreuse. Et, en effet, la marche clinique de l'affection devait bientôt revêtir des caractères significatifs et lever tous les doutes.

Les suites de l'opération furent d'abord assez simples. L'urine passait en grande partie par la plaie qui suppurait abondamment, mais n'offrait pourtant pas un mauvais aspect. Quant à l'état général, il ne présentait rien d'inquiétant, bien que le malade accusât des douleurs très vives dans le canal et dans le périnée. La température ne s'élevait pas au-dessus de 38°.

Pendant une quinzaine de jours, l'aspect de la plaie continua d'être fort satisfaisant; des bourgeons charnus de bonne nature firent leur apparition.

Cependant, le 13 novembre, une sonde en gomme n° 22 ayant pénétré sans aucune difficulté, fut laissée à demeure et provoqua une nouvelle poussée inflammatoire péri-uréthrale accompagnée de douleurs d'une intensité exceptionnelle. Aussi, dès le lendemain, une autre sonde à demeure moins volumineuse fut substituée à la première. Cependant un abcès ne tardait pas à se former à la racine de la verge et, le 18 novembre, on dut l'ouvrir au bistouri.

A partir de cette époque, l'engorgement inflammatoire développé autour de cet abcès, au lieu de diminuer et de disparaître, a laissé des tissus indurés dont la consistance est allée sans cesse en augmentant et qui ont envahi peu à peu toutes les parties voisines. Des nodosités ligneuses se sont avancées insensiblement sous le fourreau de la verge et, se dirigeant vers le gland, n'ont pas tardé à entourer toute la circonférence de la racine du pénis. En même temps, la plaie périnéale subissait des modifications correspondantes, de telle sorte que bientôt le périnée, le scrotum et la racine de la verge en vinrent à ne plus former qu'une vaste plaque indurée sur laquelle se détachaient plus ou moins nettement de nombreuses nodosités de petit volume. De son côté, le petit bouton du gland s'était ulcéré et présentait une surface sanieuse et grisâtre. Il avait acquis d'ailleurs une étendue beaucoup plus considérable. Les bords de l'ulcération étaient très saillants et assez régulièrement arrondis, le centre déprimé; le tout offrait une consistance des plus dures.

Une traînée de lymphite vers l'aine gauche a donné lieu également à un épaississement de même nature siégeant dans un ganglion et envahissant toute l'épaisseur de la peau correspondante. Il existe une autre plaque semblable au niveau de l'un des ganglions inguinaux internes.

Toute la région envahie par le néoplasme est le siège d'une douleur continue des plus vives avec irradiations vers les cuisses. Le malade accuse surtout dans le périnée une sensation de cuisson, de feu que rien ne peut calmer.

Les garde-robes deviennent difficiles. Cependant le toucher rectal ne révèle qu'une augmentation de volume de la prostate avec induration et consistance ligneuse du lobe gauche, mais sans rétrécissement du rectum.

Bientôt l'appétit diminue, l'amaigrissement fait des progrès rapides, une diarrhée abondante se déclare et le malade finit par succomber dans un état cachectique très accusé le 6 février 1883.

Autopsie (pratiquée par M. Malécot, trente-quatre heures après la mort). — *Périnée et organes génito-urinaires*. — A la partie inférieure du pénis existent plusieurs ulcérations à bords déchiquetés, à fond sanieux et par lesquelles l'urine s'écoulait pendant la vie. Dans l'épaisseur du corps caverneux on trouve plusieurs noyaux carcinomateux non ulcérés indépendants de la peau de la verge et du canal de l'urèthre.

Le gland présente à son extrémité une ulcération de la largeur d'une pièce de un franc recouverte d'une croûte sèche et brunâtre.

Au niveau du périnée, à 3 centim. en avant de l'anus, existe une grande anfractuosité remplie de matière sanieuse et communiquant avec l'urèthre. La peau des parties voisines est saine, mais les tissus profonds ainsi que les deux branches ischio-pubiennes ont été envahis par le néoplasme. Il en est de même des ganglions inguinaux ; plusieurs sont volumineux, de coloration blanchâtre, de consistance lardacée ; d'autres sont déjà ramollis et donnent issue par la pression à une matière analogue à celle que contenaient les fistules périnéales. A l'incision de l'urèthre, on s'aperçoit que la partie postérieure de la région spongieuse, toute la portion membraneuse et la portion prostatique jusqu'au verumontanum sont complètement détruites ; il n'y a plus qu'une grande cavité irrégulière communiquant inférieurement avec les fistules périnéales déjà décrites et formée aux dépens des tissus du périnée et des corps caverneux profondément altérés.

La *vessie* est petite et contient une urine purulente très alcaline : on y trouve en outre un très grand nombre de dépôts phosphatiques, les uns libres, la plupart très adhérents à la muqueuse.

Les *uretères* et les *reins* ne présentent pas d'altération notable.

Il y a un envahissement manifeste des vésicules séminales par le tissu cancéreux, mais le rectum est resté sain.

Foie : Il est un peu volumineux ; ne présente non plus aucun noyau cancéreux.

Plèvre et poumons : En revanche les plèvres et les poumons sont manifestement envahis. La plèvre pariétale est tapissée, surtout à gauche, de noyaux durs du volume d'un pois, plus nombreux au niveau de la portion diaphragmatique et du cul-de-sac inférieur ; dans ce dernier point la plèvre atteint près d'un centimètre d'épaisseur. Les poumons, fixés par de solides adhérences, présentent à leur surface des noyaux du volume d'une grosse noisette, plus nombreux aux sommets et aux bases. Le tissu pulmonaire est le siège d'une congestion intense. Quelques ganglions péribronchiques sont également cancéreux.

Cœur: Le cœur est petit, graisseux. Les valvules sont saines.

La crosse de l'aorte est le siège d'une dégénérescence athéromateuse très prononcée.

OBSERVATION XII (de M. TRZEBICKI).

A. G..., 68 ans, né à Koloméa, en Galicie, n'a jamais été malade, pas de blennorrhagie. Il tomba à califourchon sur une échelle d'une hauteur assez considérable, il y a dix ans, et s'est fortement contusionné le périnée. Depuis cet accident le malade a éprouvé une certaine difficulté pour uriner, mais il ne s'en est pas beaucoup préoccupé jusqu'en été 1883 où tous les symptômes d'un rétrécissement se sont développés. En juillet 1883 il se forma au périnée et sur le scrotum un grand phlegmon accompagné d'une forte fièvre et aboutissant à une fistule sur la face antérieure du scrotum, par laquelle l'urine se vidait à chaque miction. Dès lors tous les quinze jours il se formait une nouvelle infiltration phlegmoneuse sur le périnée, accompagnée de frissons, qui disparaissait chaque fois après une courte durée. Il n'y a jamais eu d'uréthrorrhagie, excepté l'hémorrhagie provoquée par la contusion sus-mentionnée.

En juillet 1883, le médecin essaya en vain de pénétrer par l'urèthre dans la vessie, mais il a réussi à faire passer une sonde par la fistule.

Le 16 novembre 1883. Le malade entra dans la clinique privée de M. le Dr Gwiazdomorski, à Cracovie.

État actuel. — Patient bien constitué. Organes internes normaux. Pénis fortement enflé, œdématié ; la peau d'une couleur bleu foncé est tendue, brillante. A la limite du pénis et du scrotum il y a une fistule de la grosseur d'une pièce d'un centime, dont les bords retroussés sont couverts de granulations rougeâtres légèrement saignantes. Par cette fistule on arrive dans une cavité placée immédiatement en arrière, mais on ne peut pourtant par ce chemin introduire une sonde dans la vessie. Les parties molles du périnée sont normales, le scrotum enflé surtout à sa base. A côté de la fistule principale se trouvent plusieurs autres petits orifices conduisant dans la même cavité. Les deux testicules sont normaux, non douloureux à la pression. La sonde métallique introduite par l'urèthre heurte environ au tiers inférieur de la portion caverneuse sur un obstacle empêchant d'aller plus loin. Par la fistule et par l'orifice externe de l'urèthre sort une urine faiblement acide, contenant des traces d'albumine et de mucus, et des cellules épithéliales pavimenteuses assez nombreuses. Les ganglions ne sont pas augmentés.

M. le professeur Mikulicz posa le diagnostic de rétrécissement cicatriciel de l'urèthre avec formation de fistules urinaires et fit l'uréthrotomie, externe le

19 novembre 1883. Après une désinfection soignée de tout le champ opératoire, on pratiqua l'élargissement de l'ouverture moyenne de la fistule sur environ 2 centimètres et demi. On trouva alors une cavité ayant presque la grosseur d'un œuf de poule, dont les bords étaient couverts d'un tissu granuleux, mou. La paroi supérieure de la cavité était formée par le corps spongieux de l'urèthre. Celui-ci était en ce point fortement épaissi, de consistance cartilagineuse, à surface déchiquetée. M. le professeur Mikulicz crut d'abord avoir affaire à un urèthre induré par suite de fréquentes inflammations. Pourtant, après avoir gratté à la curette tranchante les granulations de toute la cavité, on vit que la masse dure représentant l'urèthre cédait également à la curette, et on vit apparaître un tissu blanchâtre, rappelant tout à fait la coupe d'un carcinome de la lèvre. En examinant soigneusement, on put trouver dans cette masse, à la limite de la portion membraneuse et de la portion bulbeuse, une ouverture à bords inégaux, durs, conduisant dans l'urèthre.

Il était clair qu'on avait affaire à un néoplasme du corps spongieux de l'urèthre, et M. le professeur Mikulicz, après avoir obtenu le consentement des parents, se décida à l'extirpation totale du membre.

Pour découvrir la portion saine de l'urèthre, on fit une incision qui, commençant au milieu de la symphyse et prolongée en bas, contournait tout le scrotum de façon à circonscrire toutes les fistules. On disséqua ensuite les corps caverneux et spongieux des parties voisines, et on sectionna avec le thermocautère au commencement de la portion membraneuse. Les corps caverneux furent enlevés de la même façon près de leurs racines. La cavité située au-dessous de l'urèthre, qui n'était remplie que par des masses de tissu de granulation, fut soigneusement grattée avec la curette tranchante. Après avoir réuni la partie supérieure de la plaie par quelques points de suture, on introduisit une sonde molle dans l'urèthre et on tamponna toute la cavité avec de la gaze iodoformée.

Le morceau extirpé était long de 13 centim. Il comprenait toute la portion pénienne et le commencement de la portion membraneuse de l'urèthre. La muqueuse de l'urèthre était bleuâtre dans toute son étendue. A 10 centim. du méat urinaire se trouvait sur la paroi inférieure de l'urèthre, une perte de substance de 12 à 15 millim. de long en forme d'entonnoir, par laquelle l'urèthre communiquait avec la cavité dans le scrotum. Le bord antérieur de cette excavation fortement épaissi, s'avançait dans la lumière de l'urèthre qu'il remplissait presque complètement.

La muqueuse uréthrale dans le voisinage de ce rebord, était intimement adhérente aux parties sous-jacentes et non mobile. En arrière et sur les côtés, la perte de substance était entourée par du tissu normal. Les corps caverneux du pénis étaient tout à fait normaux ; le corps spongieux de l'urèthre cependant était fortement épaissi et formait en avant de la fistule, c'est-à-dire au commencement de la portion pénienne et au bulbe, un noyau dur, convexe en bas, à surface assez inégale, grand comme une noix. Ce nodule se prolongeait sans limites bien nettes, dans la partie saine du corps spongieux de l'urèthre, et présentait sur la coupe une masse médullaire uniformément jaunâtre.

Examen microscopique. — Les préparations histologiques furent faites dans des fragments provenant du bord antérieur de la perte de substance, et du noyau du corps spongieux de l'urèthre.

On voit des boyaux colorés en rouge foncé formés par de grandes cellules légèrement juxtaposées les unes aux autres, au milieu d'un tissu conjonctif fibrillaire, compact, coloré en rose pâle par le picro-carmin, qui contient çà et là des cellules fusiformes, des fibres élastiques, des fibres musculaires lisses, coupées transversalement et des vaisseaux. Ces grandes cellules étaient dans la majorité des cas rondes, quelquefois seulement polygonales, chacune contenait un noyau bien distinct. Pas de trace d'une substance intercellulaire. Chacun de ces boyaux, qu'on pouvait poursuivre jusque dans la muqueuse uréthrale, était complètement entouré par du tissu conjonctif, de sorte que sur des coupes transversales, on avait l'illusion que des amas de cellules épithéliales étaient posés dans les interstices libres du réticulum conjonctif.

En somme, il s'agissait d'un cas typique de carcinome, ayant son point de départ dans la muqueuse uréthrale.

Quant aux suites de l'opération, il faut mentionner que l'état général du malade était très satisfaisant pendant les premiers quinze jours. Il n'avait pas de fièvre. La plaie était aseptique ; elle était couverte de bons bourgeonnements après dix jours. Le 3 décembre, le malade commença subitement à avoir de la fièvre, la température monta à 39°. Il souffrit en même temps de somnolence et d'anorexie. La cause de cet accident fut trouvée dans une épididymite du côté gauche (probablement à la suite d'une inflammation de la portion prostatique de l'urèthre, provoquée par une sonde à demeure. La plaie elle-même ne présentait aucune réaction inflammatoire). Après avoir enlevé la sonde, la température revenait à la normale pendant plusieurs jours, pour remonter de nouveau quelques jours plus tard.

La fièvre disparut seulement après l'incision d'un abcès dans la moitié gauche du scrotum. La guérison de cet abcès, tout en demandant un temps assez considérable, n'influençait cependant pas défavorablement le processus de guérison de la plaie opératoire principale. Après six semaines, elle était complètement cicatrisée. Après avoir enlevé la sonde à demeure, le malade a uriné spontanément pendant plusieurs semaines. A la fin de décembre, il a commencé à se sonder lui-même deux fois par jour.

Le malade a quitté la clinique à la fin de janvier 1884, avec une très petite plaie bourgeonnante siégeant à l'incision uréthrale.

D'après des nouvelles reçues à la fin de février, le malade se portait assez bien, sauf qu'il souffrait d'une envie fréquente d'uriner.

P. S. — Au mois d'avril, c'est-à-dire quatre mois après l'opération, il s'est formé une récidive régionale dans les ganglions inguinaux.

OBSERVATION XIII (de M. GRIFFITHS).

G. S..., entre le 31 mars 1887 dans le service de M. le professeur Humphry, à l'hôpital Addenbrooke, à Cambridge. Le malade avait le teint très jaune, il était très émacié et se plaignait de nombreux abcès du périnée en même temps que d'une tumeur charnue dure dans l'excavation ischio-rectale.

Le patient n'a jamais eu de blennorrhagies ni de syphilis, pas de traumatismes du périnée. Il n'a jamais remarqué la moindre affection uréthrale jusqu'à huit à neuf semaines avant son admission à la clinique. Dès lors il a souffert de douleurs pendant la miction et a éprouvé de la difficulté à uriner, difficulté qui allait en augmentant. Pas d'uréthrorrhagie, pas d'hématurie ni au début ni à la fin de la miction.

L'urine ne s'écoulait jamais par ces abcès périnéaux. Les urines contiennent une petite quantité d'albumine, mais pas de pus, pas de glucose, pas de sang.

Bientôt après son admission on découvrit une tuméfaction très dure, assez douloureuse, à bords mal circonscrits, qui occupait la région bulbaire et le corps spongieux de l'urèthre sur une courte distance le long du pénis. Les corps caverneux du pénis étaient englobés sur une distance égale dans une tumeur pareille. On introduisit une sonde avec quelque difficulté, surtout dans la région bulbaire. Le cathétérisme n'était pas douloureux, mais fut suivi d'une petite uréthrorrhagie.

Cette tuméfaction dure augmentait graduellement de volume en même temps que la difficulté d'uriner s'accentuait. On remarquait à ce moment que l'urine s'écoulait par quelques-uns des abcès du périnée.

Le 10 mai 1887, on trouva sur la ligne médiane une autre tumeur dure, siégeant symétriquement au point de réunion du scrotum et du périnée. Cette tumeur avait la grosseur d'une petite châtaigne espagnole, mais n'avait pas le même degré de dureté que celle qui occupait le pénis. La tuméfaction périnéale augmentait de volume et la peau qui la recouvrait devenait rouge. Le 20, on fit la taille périnéale pour combattre les troubles urinaires après avoir introduit le doigt dans le rectum pour s'y guider.

Le malade, qui continuait à perdre du poids, fut atteint le 3 juin d'une attaque d'hémiplégie et mourut trois jours après.

A l'*Autopsie*, on trouvait partout les caractères du mal de Bright, c'est-à-dire des reins granuleux, un cœur hypertrophié et du ramollissement cérébral. Le pénis, le périnée, la vessie et la symphyse furent enlevés en une seule pièce et durcis. L'examen de ces organes a donné les résultats suivants :

Sur une coupe longitudinale médiane faite à travers la vessie, le rectum et le pénis, on voit que les deux tiers postérieurs du corps spongieux et la moitié postérieure des corps caverneux, tout en conservant parfaitement leurs contours, sont complètement remplacés par un néoplasme dur, dense, blanchâtre.

Le corps spongieux de l'urèthre atteint dans la région bulbaire mesure 1 centimètre et demi d'épaisseur. Au delà du pénis, la quantité de tissu transformé s'en va en diminuant pour disparaître complètement à 2 centim. en arrière du sillon du gland.

Le canal de l'urèthre est transformé en une fente étroite, irrégulière, qui traverse le corps spongieux épaissi et altéré. En avant et au-dessous de la moitié postérieure du pénis, la peau et les tissus sous-cutanés sont très épaissis et indurés, à la suite de la formation de vieux tissus fibreux. Il n'y a cependant aucune preuve pour affirmer que le néoplasme ait débuté à cet endroit pour attaquer secondairement les régions péniennes. Les corps caverneux, dans leur moitié postérieure, sont complètement remplacés par le néoplasme et l'observateur est frappé par ce fait que l'extrémité antérieure de la néoformation est limitée par une ligne nette, bien définie. Pour soulager le malade, on avait rétabli le canal uréthral à partir du périnée jusque dans la vessie. Un processus inflammatoire s'étant établi le long de ce canal dans le tissu lâche prévésical, une grande collection de pus s'y est formée et elle a été la cause directe de la mort. La prostate était normale, la vessie était très rétractée, hypertrophiée, atteinte d'une cystite chronique. Il n'y avait ni métastases dans le corps, ni de ganglions tuméfiés.

L'*examen microscopique* démontra qu'il s'agissait d'un épithélioma pavimenteux ordinaire. (5 février 1889).

OBSERVATION XIV (de MM. CZERNY et WITZENHAUSEN).

Deuxième cas. — J. A. de J..., écuyer, propriétaire de cirque, entre le 25 janvier 1889 à la clinique. Il est âgé de 55 ans. Il souffre depuis sa première jeunesse de troubles de la miction, qui se seraient déclarés à la suite d'un écoulement purulent douloureux. Blennorrhagie il y a dix ans, à la suite de laquelle les difficultés s'accrurent et l'écoulement uréthral ne s'arrêta jamais complètement ; pourtant l'émission de l'urine ne fut pas tellement entravée que le malade fût obligé d'avoir recours aux soins d'un médecin.

Il y a quatre ans, hernie inguinale droite au voisinage de laquelle il se fit un abcès ; il fut incisé à l'hôpital et retint le malade deux mois au lit.

Il y a un an, à la suite des mêmes troubles urinaires persistant avec une intensité variable, le malade eut une rétention, si bien que pendant six mois l'urine ne fut émise qu'à l'aide d'une sonde étroite. Au bout de ce temps le malade put uriner de lui-même en jet mince tout en exerçant une forte pression. Depuis ce temps il y eut aussi de fortes douleurs au moment du coït et obstacle à l'éjaculation.

Il y a trois à quatre mois, époque jusqu'à laquelle le malade put vaquer à ses pénibles occupations, apparurent de violentes douleurs chaque fois qu'il voulait monter à cheval ; en même temps formation d'une grosse tumeur allant du scrotum à l'anus. Elle se rompit bientôt pour donner lieu à des fistules sur le périnée et le scrotum d'où sortaient du pus et pendant la miction de l'urine, en jet mince, tandis que par le méat externe l'émission de l'urine était impossible. Pendant ce temps le malade, qui avait été autrefois un athlète, maigrissait et fut atteint de toux avec expectoration muqueuse peu avant son entrée à la clinique.

État actuel. — Homme de taille moyenne, bien constitué, à muscles fortement développés, assez gras. La peau et les muqueuses sont pâles. La région périnéale, le scrotum et les aines sont fortement tuméfiés, la peau est tendue, dure au toucher et douloureuse et d'une coloration rouge brun sur le scrotum et les deux aines, sans présenter cependant des proéminences. Dans les aines de même qu'au-dessous de la racine du pénis, entre celui-ci et le scrotum, et sur le périnée se trouvent des fistules où l'on peut faire pénétrer la sonde de quelques centimètres. Il en sort un liquide sanieux, putride et de l'urine pendant la miction. Points fluctuants rouges, douloureux dans les aines. Le scrotum n'est pas mobile, le pénis est tuméfié, son orifice externe est douloureux et ne laisse pas passer la sonde. Prostate à peine hypertrophiée. Par le toucher rectal rien de particulier.

Diagnostic. — Rétrécissement uréthral avec fistules multiples, et comme opéraration possible on décida de créer une boutonnière.

Chloroformisation du malade le 30 janvier 1889. — Dans la position de la taille, les fistules furent sondées et l'on vit que toutes se dirigeaient du côté de la portion bulbaire. En élargisssant l'orifice externe de l'urèthre on put introduire dans l'urèthre une bougie épaisse qui pourtant vint ressortir par la fistule pénienne. Après avoir fendu l'abcès périnéal, on fit une longue incision comprenant les fistules, commençant à la racine du pénis et menée à travers la peau œdématiée du scrotum et du périnée. Le bistouri pénètre dans la profondeur dans un tissu dur, ferme, paraissant déjà microscopiquement comme carcinomateux. L'examen microscopique immédiat confirme le diagnostic de cancroïde. Après avoir enlevé le tout en partie avec le bistouri, en partie avec le couteau, une sonde élastique fut introduite par l'orifice externe et comme elle ressortait encore à la racine du pénis, elle fut facilement introduite dans la vessie par le bout central de l'urèthre. Elle se trouvait ainsi à découvert depuis la portion pénienne jusque dans la portion prostatique dans une cavité anfractueuse remplie de masses carcinomateuses. On s'en tint là et après avoir lavé la plaie au sublimé on la tamponna.

Les suites de l'opération furent bonnes. Les jours suivants, après avoir retiré les tampons, la vessie fut chaque jour lavée par la plaie à l'aide d'une solution d'acide borique, la plaie elle-même fut nettoyée antiseptiquement à fond et l'on fit prendre chaque jour au malade un bain de siège. Une forte douleur de la moitié droite du scrotum et une rougeur de la peau en ce point nécessitèrent l'incision et l'on enleva en même temps le testicule, d'ailleurs intact. Deux abcès au-dessus de la symphyse et de la région des adducteurs furent également incisés et il en sortit un pus fétide.

Le processus local évolua avec la même intensité pendant les mois suivants. Chaque jour se détachaient des masses gangréneuses. La destruction du périnée et de la région génitale était complète. Le pénis était dans sa plus grande partie atteint par l'ulcération, réduit, à sa racine, à l'épaisseur du petit doigt, couvert partout d'un pus sanieux. La moitié droite du scrotum manquait complètement; la moitié gauche était transformée avec ce qui restait du pénis en une masse gangréneuse. Le pus qui s'écoulait surtout abondamment des fistules inguinales contenait au microscope des éléments épithéliaux. L'urine s'écoulait spontanément et pouvait être retenue à peu près deux heures.

La faiblesse du malade allait croissant ; il avait un aspect absolument cachectique, avec une toux fatigante ; une diarrhée abondante survint et le 8 juin il mourut.

Autopsie. — La peau du bas-ventre des aines, les organes génitaux externes aussi bien que le siège sont transformés en une masse ulcérée dont les bords et la base sont couverts d'un tissu déchiqueté, verdâtre. Le scrotum et le pénis manquent complètement. Les corps caverneux et spongieux de l'urèthre manquent ; par contre, on voit en haut, fixé par un petit lambeau cutané, une masse de tissus dans laquelle on retrouve le testicule gauche atrophié avec son canal déférent.

La vessie contient une urine trouble ; sa muqueuse est rouge, épaissie ; la musculature fortement hypertrophiée. Le passage de la vessie à la portion prostatique est un peu rétréci et les portions prostatique et membraneuse ne sont conservées et reconnaissables que jusqu'à 2 centim. au-dessus du verumontanum. Sur le reste de son parcours, l'urèthre est transformé en une cavité ulcéreuse de la grosseur d'un œuf de poule, à parois déchiquetées, recouvertes d'excroissances faciles à détacher et de mauvaise apparence. Le tissu cellulaire entre la vessie et le rectum a une consistance calleuse ; il est miné de cavités ulcérées surtout du côté gauche. Prostate à peine augmentée, normale à la coupe, vésicules séminales normales.

Les veines du petit bassin du côté gauche sont remplies par d'anciennes thromboses jusqu'à l'embouchure de la veine hypogastrique dans l'iliaque qui est elle-même libre. On trouve, au contraire, des caillots dans la saphène et dans la crurale. Les veines du côté droit sont libres. Fort œdème des membres inférieurs. Myocarde mou, friable. Endocarde terne.

Dans les poumons, foyers lobulaires, et à droite récente hépatisation grise. La rate n'est pas grosse et ne présente pas de dégénérescence amyloïde. Par contre, la substance corticale et médullaire des reins, de même que l'intestin en sont nettement atteints.

Diagnostic anatomique. — Épithélioma des organes génitaux. Destruction du gland et des portions caverneuse et spongieuse de l'urèthre. Pelvi-péritonite chronique. Abcès multiples. Thrombose des veines du bassin et des membres inférieurs. Dégénérescence amyloïde du foie, du rein et de l'intestin. Pneumonie lobaire et lobulaire catarrhale.

Les parties retirées par l'opération des parois de la cavité ulcérée, durcies à l'alcool et colorées au carmin aluné, donnèrent, à l'examen microscopique, l'aspect suivant :

Dans un stroma moyennement développé formé de cellules fusiformes et embryonnaires, on trouve de nombreuses infiltrations de grandes cellules de forme variable, tantôt rondes, tantôt cubiques à noyau vésiculeux bien coloré. La disposition des cellules est très diverse : tantôt elles sont rangées sous forme de massues plus ou moins ramifiées, tantôt sous forme de boules sphériques, rondes, bien délimitées. Vers le centre, surtout dans la dernière forme, les noyaux deviennent moins nets, les cellules se transforment en masses cornées jaunâtres, ressemblant à une coupe d'oignon, pour devenir en quelques endroits des perles cornées typiques.

OBSERVATION XV (de M. BECK).

Il s'agit d'un homme de 61 ans qui a toujours été bien portant, malgré une constitution peu robuste. Pas d'antécédents héréditaires de cancer dans sa famille. Première chaudepisse à l'âge de 18 ans, de courte durée. Depuis cette époque, il a remarqué que le jet a toujours été assez mince, mais il n'en a pas eu d'autres inconvénients. Marié à l'âge de 35 ans ans, il a eu trois enfants. Vers Noël 1889, le jet d'urine est devenu très mince et il s'est formé une tuméfaction sur le périnée.

Dès lors, il lui a fallu le double du temps ordinaire pour vider sa vessie. Il souffrait en même temps d'une légère fréquence de miction et il a été obligé de se lever une fois la nuit pour uriner. Depuis ce moment, il a souffert pendant la miction d'une douleur cuisante qui irradiait dans les testicules et vers l'intérieur des cuisses. Il comparait cette douleur à la sensation produite par le passage du feu sur une plaie à vif. Quelques gouttes d'urine suintaient même après qu'il croyait avoir terminé la miction. Tous les symptômes s'accentuaient graduellement. Le jet est devenu de plus en plus mince, l'envie d'uriner a légèrement augmenté et les douleurs ont été tellement fortes, qu'il tremblait de tout son corps pendant la miction.

La tuméfaction périnéale a augmenté constamment. Dans les intervalles entre deux mictions, il n'a jamais souffert.

État du 28 janvier 1890, relevé par M. le Dr BEST.

Le malade a une induration au périnée et éprouve une grande difficulté à vider sa vessie. On réussit à peine à faire passer un cathéter n° 1, mais peu à peu, quoiqu'on n'ait vu le malade qu'une fois par semaine, l'obstacle paraissait céder, et en mars 1890, on a pu introduire un cathéter n° 6 avec moins de difficulté que ne causait au début le cathéter n° 1. On lui a donné à ce moment une bougie à queue de rat pour se sonder lui-même, mais son état a bientôt beaucoup empiré; des frissons survenaient et une matière sanguinolente granuleuse sortait chaque fois qu'il essayait d'uriner. Il fut bientôt incapable de se sonder lui-même, quoiqu'on ait pu introduire un n° 6 encore une semaine avant son départ pour Londres. Pendant tout ce temps, le malade a souffert des mêmes douleurs fortes pendant la miction et il a souvent saigné un peu avant le commencement de la miction.

État actuel (le 3 mai 1890). — L'état général du malade est assez bon. Il est maigre mais non pas émacié. Dans les quatre derniers mois, il a perdu 6 kilog. et demi de poids. Il est anémique. On trouve une masse dure, légèrement mamelonnée siégeant au périnée, où elle occupe toute la longueur de la région bulbaire de l'urèthre jusqu'à la racine de la verge. Elle mesure environ 8 centimètres en longueur et 4 centimètres en largeur à son extrémité postérieure et 2 centimètres à son bout antérieur. On peut sentir l'extrémité antérieure juste en avant du scrotum. La peau et le fascia superficiel sont mobiles au-dessus de la tumeur. Des deux côtés on trouve une induration assez notable tout le long des racines du corps caverneux qui est en communication directe avec la masse centrale. En essayant une pression forte on a au-dessus du milieu de la tuméfaction la sensation d'une légère élasticité, mais on ne constate pas de fluctuation. La masse centrale paraît plus fixée en haut, la portion postérieure permettant quelques mouvements latéraux. Il n'y a pas de sensibilité exagérée ; une pression forte exercée sur la tuméfaction ne fait sourdre du canal ni sang ni pus. On peut sentir la tumeur par le rectum, mais elle n'a pas de rapport direct avec celui-ci. La prostate et la portion membraneuse de l'urèthre paraissent être sains. Les ganglions lymphatiques inguinaux, sans être augmentés de volume, sont acccessibles au toucher. Il n'existe pas de sensibilité exagérée dans les aines ; on peut sentir les reins. Tous les autres viscères abdominaux sont sains.

Les urines sont acides et ne contiennent pas de sang. A l'examen microscopique on y trouve quelques cellules épithéliales pavimenteuses. La température est normale. Les symptômes, pendant la miction, sont les mêmes que ceux mentionnés plus haut.

En examinant l'urèthre avec une sonde métallique de gros calibré, l'instrument se trouve arrêté à une profondeur de 10 centimètres et demi. Avec des instruments plus petits, on arrivait jusqu'à une profondeur de 14 centimètres et demi sans avoir la sensation de se trouver dans une fausse route. Des instruments mous étaient arrêtés au même endroit. On a fait plusieurs tentatives de passer avec des bougies filiformes, mais en vain. Le malade a abondamment saigné pendant ces essais.

On couchait le malade pendant plusieurs jours en lui appliquant des cataplasmes chauds sur le périnée ; mais tous les efforts pour franchir le rétrécissement finissaient comme avant.

Examen endoscopique, fait le 10 mai, par M. le Dr BERKELEY. — L'instrument arrive sans aucune difficulté et sans provoquer aucune uréthrorrhagie jusqu'au rétrécissement. La muqueuse antéstricturale est blanche, opaque. On trouve sur la paroi supérieure de l'urèthre, à droite, une petite saillie papillaire de la muqueuse qui obstrue un peu l'orifice stricturé.

Tous les efforts pour introduire une bougie échouaient jusqu'au 15 mai, quand on réussit à franchir l'obstacle avec une bougie filiforme qui fut fortement retenue par le rétrécissement ; comme de nouveaux efforts ne réussissaient non plus, on a endormi le malade avec de l'éther pour faire une taille périnéale.

Opération, le 22 mai 1890. — On fit d'abord une incision médiane longue de 5 centim., dans la masse solide qui remplissait le périnée. La peau et les parties molles qui la recouvraient étaient saines et la surface de la masse elle-même était assez bien délimitée. En l'incisant, après avoir traversé une couche de tissu dure, épaisse d'un centimètre et demi, on arrive dans une cavité rémplie d'un liquide purulent, sale, sanguinolent mélangé à de l'urine. La première idée fut qu'on avait affaire ici à un abcès périnéal ordinaire, mais au fur et à mesure qu'on élargissait l'incision en avant et en arrière de façon à découvrir franchement la cavité on s'est bientôt aperçu que le tissu qui entourait la cavité n'était pas celui qu'on trouve d'habitude autour des abcès chroniques. Il était d'une couleur blanc grisâtre, couvert partout de nombreuses petites taches et très friable. En effet, il ressemblait exactement à une section d'un épithélioma ordinaire de la lèvre ou de la langue. Les parois de la cavité étaient formées par ce tissu; il n'y avait aucune trace de bourgeons de granulation. Le long du côté droit, parallèle à la direction normale de l'urèthre, on voyait encore une bande de membrane muqueuse large environ d'un centimètre, d'un aspect presque normal. Les bords de cette bande étaient irreguliers. En introduisant un *mandrin Wheelhouse* dans l'urèthre, il pénétrait dans la plaie sans aucun obstacle. Il était donc évident que tous les instruments qu'on avait introduits avant l'opération avaient été arrêtés dans cette cavité. On prolongea ensuite l'incision en arrière à travers toute la masse périnéale, jusque dans le tissu sain situé en avant de l'anus. Vers l'extrémité postérieure du bulbe on a coupé une grosse artère qui a saigné abondamment, car grâce à la dureté et à la friabilité des tissus voisins on avait une grande difficulté à lier le vaisseau. On a ensuite introduit une bougie fine dans la vessie, en se guidant par la bande de muqueuse uréthrale sus-mentionnée qui traversait la cavité. On a passé une série de dilatations métalliques le long de la bougie jusqu'à ce qu'on ait pu facilement introduire une sonde molle n° 12 (anglais) qu'on a laissée à demeure. On a ensuite enlevé un assez gros morceau de la tumeur pour l'examen histologique. Après avoir essuyé la plaie avec une solution de sublimé de 2 p. 1000, on l'a saupoudrée avec de l'iodoforme et tamponnée avec de la gaze iodoformée. Après avoir mis le malade au lit, on a fixé un tuyau en caoutchouc au bout de la sonde pour drainer la vessie. Il ne reste que très peu à dire du malade pendant les deux premiers mois qui ont suivi l'opération, dont il a étonnemment peu souffert. Les tampons ont été enlevés sans aucune hémorrhagie. La sonde à demeure a été enlevée et nettoyée régulièrement sans aucune difficulté au bout de huit jours.

Les bouts antérieur et postérieur de la plaie se cicatrisaient, mais la partie intermédiaire restait ouverte. Il n'y avait pas de tendance de formation d'une néoplasie fongueuse. La masse a lentement augmenté jusqu'à la grosseur d'un œuf d'oie, tout en devenant plus fixée en même temps. Presque pas d'hémorrhagie jusqu'au 13 juillet. Les ganglions inguinaux étaient durs et légèrement augmentés de volume vers la fin de juin. L'état général restait bon, mais le malade maigrissait graduellement. Pas de cystite intense à ce moment, ni d'élévation de température notable.

Le malade insista pour rentrer chez lui après un séjour de trois mois à l'hôpital. Il était très faible à ce moment. On a pu introduire facilement une sonde de gros calibre. Il existait une légère cystite, qui nécessitait des lavages vésicaux. Les ganglions de l'aine étaient considérablement augmentés. Malheureu-

sement on n'a pas complété cette observation par une autopsie. On n'a même
pas pu savoir combien de temps le malade a encore vécu chez lui, toutes les
recherches qu'on a faites dans ce sens étant restées sans réponse.

Inutile de donner une description détaillée de la tumeur extirpée : Il s'agissait d'un cas typique d'épithélioma pavimenteux à développement rapide avec
de nombreux nids de cellules cancéreuses.

OBSERVATION XVI A (de M. OBERLÄNDER).

F..., 69 ans, très bien conservé pour son âge, encore vigoureux, entré au
printemps de 1889 à la Clinique; il souffre, depuis environ quarante ans, de
blennorrhagie chronique, puis de rétrécissements s'étendant depuis la moitié
de la portion caverneuse jusque dans la portion membraneuse; fort catarrhe
vésical avec miction douloureuse. La vessie ne se vide qu'à moitié. L'urèthre
laisse à peine passer le n° 15 Charrière. Peu à peu on réussit à dilater le rétrécissement et à supprimer presque complètement le catarrhe et les douleurs. Il
persiste un peu d'atonie vésicale obligeant à vider la vessie deux fois par jour.
L'état du malade reste très supportable ainsi pendant plusieurs années. L'état
général est bon. Il part pour quelques mois et revient me trouver en octobre
1892, pour se faire examiner comme d'habitude.

Je découvris alors pour la première fois, à environ 1 centim. en avant du
sphincter anal, dans le bulbe, une tumeur dure, de la grosseur d'une noisette,
légèrement mobile et lisse; je pensai d'abord à une callosité sans importance.
Au bout d'un peu plus d'un mois, le malade revint. En se sondant, depuis
quelque temps, il avait remarqué régulièrement des hémorrhagies. La tumeur
avait augmenté et était formée d'une partie plus grosse, du volume d'une
châtaigne, et d'une autre plus petite, de la grosseur d'un noyau de cerise, qui
était lisse à sa superficie et indépendante de la peau.

Examen uréthroscopique. — Tube 27 facilement introduit jusqu'à l'extrémité
du bulbe. Dans le champ lumineux, on vit alors dans la moitié inférieure une
cicatrice semi-lunaire, blanchâtre, entourée d'une muqueuse grisâtre, sèche. Le
reste de la muqueuse uréthrale, presque jusqu'au niveau du gland, présentait
une surface pareillement colorée, terne, avec plusieurs anciennes cicatrices
plus ou moins grandes, en quelques points se voyaient des plicatures. Par-ci,
par-là, des conduits excréteurs des glandes disséminées, non enflammées. La
tumeur apparaissait derrière la cicatrice. En attirant le pénis et en poussant le
tube, on put la faire saillir un peu au-dessus de la cicatrice semi-lunaire. Elle
parut alors très nettement sous forme d'une masse framboisée d'un beau rouge,
irrégulièrement mamelonnée à la surface.

En essayant d'aller plus loin, avec un tube moins gros on provoqua une
hémorrhagie.

Comme je ne pouvais obtenir avec le bistouri ou la curette tranchante un
morceau de la tumeur pour servir à l'examen microscopique, je frottai à plusieurs

reprises un fort tampon de ouate sur la tumeur, puis avec la pointe de la sonde je pratiquai le lavage de la vessie, de façon à retirer par l'eau de lavage les particules de la tumeur rejetées dans la vessie. J'obtins ainsi une quantité suffisante de débris néoplasiques, dont quelques-uns atteignaient la grosseur d'un demi-pois. Le tout fut remis pour l'examen histologique au professeur Neelsen, qui déclara qu'il s'agissait d'un carcinome à marche envahissante rapide. L'examen histologique sera donné en détail plus loin.

Un second examen uréthroscopique fait à Dresde, en présence de M. le Dr Rupprecht, confirma le diagnostic, et nous réussîmes de nouveau à avoir par écrasement quelques fragments de la tumeur.

Opération, le 20 janvier 1893. — Incision longitudinale de l'urèthre dans la portion bulbaire. La tumeur se présenta alors de la grandeur d'une grosse châtaigne un peu lobulée, en l'incisant on fit sortir le suc cancéreux caractéristique. L'extirpation fut pratiquée de telle sorte que l'urèthre fut enlevé à 1 centimètre et demi à 2 centim. au-dessus et au-dessous de la tumeur. Puis les bouts furent réunis au catgut. Pas de généralisation dans l'urèthre. L'introduction d'un spéculum nasal dans le bout postérieur permit de bien inspecter l'urèthre postérieur jusqu'à l'orifice vésical.

Guérison par première intention en trois semaines. Les ganglions inguinaux extirpés parurent sains.

Jusqu'ici pas de récidive. En avril 1893, un nouvel examen uréthroscopique fut fait, qui montra sur les parties excisées une cicatrice linéaire lisse. Nulle part trace de récidive. Le 1er août, le patient fut revu pour la dernière fois. Pas de récidive locale ni extérieurement, ni uréthroscopiquement. Le malade a beaucoup augmenté de poids.

Examen histologique, par le professeur NEELSEN. — Le carcinome forme une tumeur semi-lunaire de 4 centimètres et demi de long sur 2 centimètres un tiers de large, entourant la moitié inférieure de l'urèthre.

A la coupe, coloration blanc jaunâtre. Consistance moyennement ferme. Au microscope, la tumeur se présente comme un épithélioma pavimenteux, à grosses cellules, ne formant pas de perles cornées, et à stroma épais, avec infiltration parvicellulaire. La surface tournée du côté de la lumière de l'urèthre présente de petites excroissances papillaires revêtues d'un épithélium pavimenteux, stratifié, corné.

OBSERVATION XVI *B* (de M. RUPPRECHT).

M. F..., de Dresde, âgé de 69 ans, était affecté, depuis quelques dizaines d'années, d'un rétrécissement blennorrhagique de l'urèthre, avec catarrhe de la vessie. Trois années durant M. Oberländer l'a traité par la dilatation, ainsi que par le cathétérisme pratiqué d'une façon régulière et par les lavages de la vessie ; le malade a été soumis un assez grand nombre de fois à des examens uréthroscopiques. Ainsi qu'il l'a écrit textuellement, M. Oberländer connaissait depuis longtemps et fort bien cet urèthre, et jamais il ne lui avait trouvé quoi que ce soit d'anormal, abstraction faite du rétrécissement. A la suite d'un voyage de plusieurs mois, entrepris durant l'été, le malade fit savoir, en octobre 1892, que depuis quelques semaines il éprouvait une gène pour uriner, qui était allée en augmentant rapidement ; que de plus, chaque cathétérisme, malgré l'extrême circonspection avec laquelle il était pratiqué, avait été suivi d'un écoulement de sang par l'urèthre, ce qui précédemment n'avait jamais eu lieu, pendant les quelques années durant lesquelles le malade s'était sondé.

A la palpation du périnée, M. Oberländer découvrit alors au niveau du

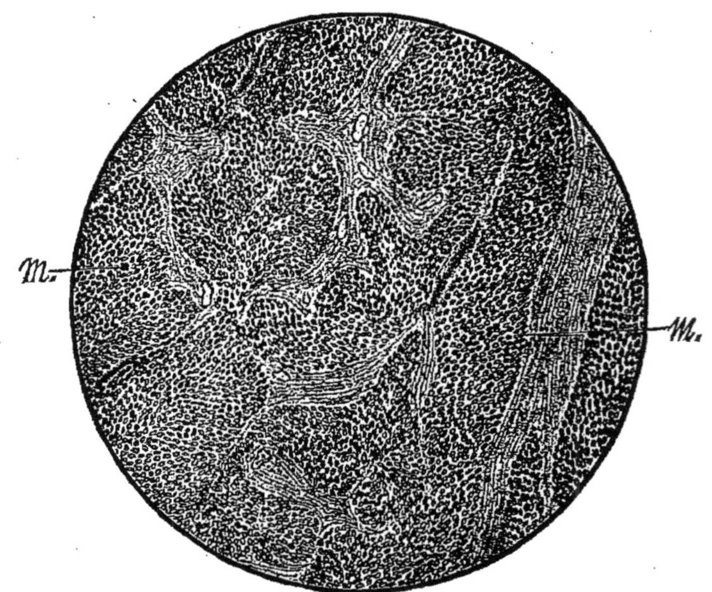

FIG. 1. — Carcinome de l'urèthre chez l'homme. Zeiss. Obj. A. Oc. 3, ad *m. m.*
Mitoses.

D'après RUPPRECHT. *Centralblatt für Chirurgie*, 1894, p. 1121.

rétrécissement, une tumeur du volume d'une noisette, dure, lisse, mobile, indolente, siégeant sur le bulbe de l'urèthre. Quatre semaines auparavant le malade s'était aperçu de l'existence de cette tumeur, qui avait alors le volume d'une noisette. M. Oberländer procéda aussitôt à l'examen uréthroscopique. Il découvrit dans la portion bulbaire de l'urèthre, immédiatement en arrière de la cicatrice blanchâtre qui correspondait au rétrécissement, une tumeur rouge, bosselée, saignant facilement, ayant l'aspect d'une framboise. Il promena à plusieurs reprises sur la tumeur, à travers le tube de l'uréthroscope, un tamponnet d'ouate fixé à l'extrémité d'un petit bâton. Puis à l'aide d'une seringue

fixée au bout du tube, il fit refluer dans la vessie les fragments de tumeur, déta-
chés de la sorte ; il retira ensuite de la vessie, à travers une sonde de fort
calibre, ce produit de lavage. Il recueillit ainsi, pour les soumettre à l'examen
microscopique, un nombre considérable de particules de la tumeur, quelques-
unes atteignant la grosseur d'un demi-pois. Une partie de ces fragments ont été
envoyés à feu le professeur Neelsen, de Dresde, pour faire l'objet d'un examen
de contrôle. Le malade me fut adressé à fin d'opération.

Pour différents motifs, entre autres à cause d'une diminution passagère apparente de la tumeur (œdème inflammatoire consécutif au cathétérisme ?), l'opération proposée ne put avoir lieu que le 20 janvier 1893. Dans l'intervalle j'ai
eu l'occasion de me faire soumettre par M. Oberländer les résultats de l'examen
uréthroscopique, et d'examiner au microscope les particules du néoplasme,
détachées par voie de friction. Mon assistant le Dr Göpel fit des préparations
de ces particules et les colora à l'hématoxyline. Il s'agissait, ainsi que l'avait
déjà déclaré le professeur Neelsen, d'un carcinome, mais non d'un cancroïde
comme c'était le cas dans les observations de Thiersch, de Schustler, de
Czerny ; ainsi que le fait voir le dessin d'une de mes préparations, c'était un
carcinome villeux à grosses cellules, fortement proliférant, sans cornification,
sans boules en forme de perles. Les noyaux vésiculaires des cellules épithéliales,
colorés dans toute leur masse, avaient la forme d'une sphère ou d'un œuf, et
des dimensions variables. Il y en avait qui atteignaient des dimensions extraor-
dinaires ; par-ci par-là on leur trouvait des mitoses. Sur des coupes transversales des villosités les noyaux des cellules épithéliales n'étaient pas disposés
concentriquement, mais dans le sens radié ; au centre des cercles on apercevait
les noyaux, beaucoup plus petits, des cellules des vaisseaux, noyaux arrondis
ou en forme de stries. La trame conjonctive du néoplasme était, par places,
parsemée de nombreuses cellules arrondies. La tumeur qu'on percevait à la
palpation du périnée avait passé en l'espace de quatre mois (depuis la fin de
septembre 1892 jusqu'à la fin de janvier 1893) du volume d'un pois au volume
d'une châtaigne. Contrairement à ce qui avait eu lieu dans les cas décrits jusqu'à
ce jour, elle ne se présentait pas sous les dehors d'une infiltration allongée de
l'urèthre, mais sous ceux d'une tumeur bien délimitée, pyriforme, avec un petit
segment dirigé en avant et son gros segment dirigé en arrière, bosselée, dure,
indolente, contiguë au bulbe de l'urèthre, se déplaçant avec ce dernier sous
l'impulsion d'une sonde introduite dans le canal, n'ayant pas encore contracté
d'adhérences avec la peau.

Le malade ayant été chloroformé et placé dans la position de la taille, je mis
la tumeur à nu au moyen d'une incision médiane du périnée et je la divisai en
deux moitiés, dans un but de diagnostic. Sur la surface de coupe, qui était
ferme, médullaire, on découvrait des stries et des points fins, jaunes, qui se
laissaient exprimer à la manière des comédons ; enlevés avec la lame du bistouri et placés sous le microscope, ils furent reconnus pour des amas de cellules
épithéliales ayant subi la dégénérescence graisseuse. Je disséquai ensuite l'urèthre en avant et en arrière de la tumeur, sur une sonde élastique introduite dans

le canal, et je l'incisai transversalement ainsi que la sonde à 2 centim. en avant du carcinome. Après avoir retiré le bout antérieur de la sonde, je fixai à l'aide d'un épais fil de soie le moignon supérieur de l'urèthre au fragment de sonde laissé en place, afin de pouvoir détacher plus facilement la tumeur du corps caverneux, par des tractions exercées de haut en bas. Finalement j'enlevai le bout de sonde restant et je sectionnai l'urèthre membraneux au voisinage de la prostate, à 2 centim. en arrière du carcinome. De la sorte, je réséquai un bout d'urèthre long de 8 centim. 5, et comprenant le carcinome qui avait une longueur de 4 centim. 5.

M. Oberländer ne voulut point se refuser la satisfaction d'examiner avec un petit spéculum nasal (laryngoscope), à travers la plaie, la portion prostatique de l'urèthre; il la trouva absolument saine.

En essayant de réunir l'un à l'autre, par des points de suture, les deux moignons de l'urèthre, je vis que l'application de la suture n'eût été possible qu'au prix d'une tension très forte. C'est pourquoi je sectionnai le scrotum en deux moitiés et j'implantai les deux testicules procidents chacun dans une moitié, en leur faisant une certaine laxité. Puis la portion pendante de l'urèthre avec son corps spongieux fut détachée des corps caverneux du pénis sur une longueur assez grande pour qu'il devînt facile de la fixer à la portion membraneuse au moyen de deux sutures en catgut et de deux autres en soie. Puis j'introduisis à demeure, dans la vessie, une sonde en gomme, et je bourrai la plaie et l'intervalle compris entre les deux moitiés du scrotum avec de la gaze iodoformée. Je m'abstins d'enlever en totalité les ganglions inguinaux, qui, d'ailleurs, n'étaient pas engorgés, en raison de l'âge du patient et d'une toux dont il était affligé ; d'ailleurs j'ai extirpé de chaque côté un de ces ganglions, dans un but de diagnostic. Dans aucun d'eux l'examen microscopique ne fit découvrir de cellules épithéliales. Abstraction faite de troubles psychiques (intoxication par l'iodoforme ?) qui éclatèrent dans le courant de la seconde semaine, pour durer quelques jours, la cicatrisation de la plaie évolua sans incidents fâcheux, et se fit en majeure partie par première intention. A noter spécialement qu'il ne s'écoula pas une goutte d'urine par la plaie périnéale. Le quinzième jour on enleva la sonde à demeure. Trois semaines après l'opération, je pouvais accorder au malade son exéat, en le considérant comme guéri, à cela près qu'il conservait des traces d'un catarrhe ancien de la vessie. Le carcinome embrassait de bas en haut la portion bulbaire de l'urèthre à la manière d'une virole, sans infiltrer le corps caverneux. Il faisait une saillie verruqueuse dans la lumière du canal, sans être notablement ulcéré, et en laissant intacte la paroi supérieure de l'urèthre. La masse totale de la tumeur avait une longueur de 4,5 centim. et une épaisseur de 2,5 centim. Les portions d'urèthre enlevées avec le néoplasme étaient molles et ne présentaient pas d'altérations suspectes. Depuis l'opération, vingt et un mois se sont écoulés et on ne constate encore aucun indice d'une récidive, ni dans l'urèthre, ni au périnée, ni dans les ganglions lymphatiques, ni dans le petit bassin, ni dans les viscères. M. F... se sent au contraire très bien. Il a gagné en embonpoint et en poids corporel. Le

pénis a une forme et une longueur normales. Pendant les érections il s'incurve
un peu en bas. Le scrotum est subdivisé en deux franges. La cicatrice périnéale
est molle. La palpation de la prostate à travers le rectum accuse des résultats
normaux. Il existe un léger catarrhe de la vessie. L'urine, un peu trouble, est
émise sans difficulté. Les sondes les plus épaisses glissent facilement jusque
dans la vessie ; à l'examen uréthroscopique, suivant une communication que
me fait à l'instant par téléphone M. Oberländer, la cicatrice consécutive à l'opération est à peine visible.

OBSERVATION XVII (de M. BUDAY).

Il s'agit d'un journalier de 67 ans, qui jusqu'ici a toujours été bien portant. Il
raconte qu'il y a un an il a remarqué dans la partie antérieure du pénis, une
petite nodosité dure, située profondément, alors qu'extérieurement il n'y avait
rien d'apparent. Cette nodosité augmenta, le prépuce enfla, se rétracta et le
malade eut à endurer de fortes douleurs, jusqu'au moment où sur le point infiltré se firent brusquement deux ouvertures par lesquelles sortit une partie de
l'urine. Il y a trois mois, des ouvertures semblables se sont fait jour sur la face
inférieure du pénis, en donnant issue d'abord à du pus, puis à de l'urine, et
même, il est arrivé plusieurs fois que toute l'urine sortit par ces nombreuses
petites fistules, tandis que rien ne s'écoulait par l'ouverture normale de l'urèthre.
Le pénis enfla à plusieurs reprises, les douleurs augmentèrent jusqu'au moment
où, à ce que raconte le malade, s'écoulèrent par l'orifice externe de l'urèthre et
les petites ouvertures anormales, de grandes quantités de liquide purulent ;
après quoi l'enflure et la douleur disparurent. A part ces oscillations périodiques, la tumeur s'est accrue lentement et d'une façon persistante. Depuis ces
derniers temps la miction est toujours douloureuse.

De l'urèthre s'écoule à la pression un pus épais, et de ces petites ouvertures
fistuleuses on peut faire sortir une matière ressemblant à des comédons qui,
examinés au microscope contiennent, en dehors des leucocytes, surtout des
cellules d'épithélium plat ; dans la région inguinale, petits ganglions.

L'amputation, c'est-à-dire l'ablation des trois cinquèmes du pénis, fut faite le
7 mai 1894. La muqueuse du « moignon » uréthral fut suturée à la peau extérieure
et pendant les premiers jours on mit une sonde à demeure. Le cours normal de la
cicatrisation ne fut troublé que par une cystite de moyenne intensité qui cessa
lorsqu'on retira la sonde. Le morceau de membre amputé est épaissi à son extrémité antérieure, en forme de massue ; il est augmenté de volume, au point que
la périphérie du membre au niveau du prépuce ramené en arrière du gland est
de 23 centimètres et demi. Le sillon coronaire est à peine visible sur la face
dorsale, le gland continue le pénis sans limite bien nette. La portion dorsale
du prépuce lui-même forme un bourrelet épais large de 1 centimètre et demi.
En arrière du prépuce, on remarque près l'un de l'autre, deux profonds sillons
qui, du dos du pénis, s'étendent sur la face inférieure en bas et en avant, en

passant sur les deux parois latérales. La partie inférieure du prépuce ramenée en arrière est particulièrement épaissie, si bien que le gland semble poussé en haut sur la partie dorsale. La face dorsale du gland est lisse, mais sa face ventrale et la partie ventrale du sillon coronaire sont inégales, bosselées. Ces bosselures varient de la grosseur d'un grain de millet à celle d'une lentille, elles sont plates ou proéminentes, leur épithélium est un peu épaissi, mais au reste tout à fait normal. Entre ces bosselures on reconnaît à peine le frein. En ce point, le gland et le prépuce sont particulièrement durs, tandis que les portions latérale et dorsale du prépuce le sont beaucoup moins, au point que, malgré un œdème assez marquée, on peut le soulever sous forme d'un gros repli. Entre les petites proéminences du sillon coronaire nous remarquons sur les deux côtés du frein une petite ouverture en forme de fente à travers laquelle une sonde introduite pénètre dans la substance du gland.

Sur la portion ventrale du pénis, à droite, en arrière du prépuce, on sent un foyer d'infiltration de la grosseur d'une noisette ; sur la peau livide fortement adhérente de ce foyer nous voyons neuf petites ouvertures de 2 à 3 millim. de diamètre, formant des fentes transversales desquelles on fait sortir à la pression des matières ressemblant à des comédons. L'infiltration s'étend en profondeur jusqu'au tiers postérieur du pénis. Nous ne pûmes trouver ni ulcération ni aucun signe de destruction. Après avoir fait sur une sonde cannelée, une incision longitudinale de la portion ventrale de l'urèthre, nous vîmes que la partie la plus antérieure était rétrécie et n'atteignait la largeur normale que 2 centim. et demi en arrière de l'orifice externe. En ce point, la muqueuse est déjà presque normale flasque, tandis que celle de la partie la plus antérieure de l'urèthre est ferme et dure et paraît surtout inégale, réticulée ; en outre, on y voit encore des lacunes et des excavations de dimensions variables, séparées les unes des autres par des travées en gradins. C'est ainsi, par exemple, qu'à 1 centim. en arrière de l'orifice externe se trouve une lacune infundibuliforme de la grosseur d'une lentille, avec un petit prolongement sacciforme dans la profondeur. A 2 centim. en arrière de l'orifice externe nous voyons, sur la paroi dorsale de l'urèthre, une autre excavation large de 4 millim, qui se transformant en avant par un petit canalicule, s'étend jusqu'au foyer d'infiltration de la moitié droite du pénis. En outre, il y a encore en ce point plusieurs lacunes sacciformes, dont la plupart conduisent, tant en avant qu'en arrière, dans des petits conduits, courant sur une certaine étendue parallèlement à la surface de la muqueuse. L'épithélium de la muqueuse, autant qu'on en peut juger macroscopiquement, se prolonge dans ces lacunes dont les parois sont complètement lisses et qui à la pression laissent écouler des matières ressemblant aux comédons.

Cette même incision longitudinale montre encore que l'épais bourrelet ventral du prépuce est simplement formé de tissu fibreux, brillant, œdématié. Par contre, la plus grande partie du gland, surtout au voisinage de l'urèthre, de même que la portion du pénis indurée située en arrière du prépuce, présentent sur une coupe de section de très nombreux petits carreaux et des fentes, dont le diamètre mesure de 2 à 10 millim. Ces crevasses se trouvent dans le tissu conjonctif sous-cutané épaissi, elles communiquent en plusieurs points les unes avec les autres de façon à représenter un système caverneux. Sur la surface interne des plus grands espaces on voit partout de petites excroissances papillaires, ce qui donne à la coupe un aspect irrégulier. Elles sont revêtues d'une épaisse couche d'épithélium blanchâtre, et à la pression il s'écoule une matière blanchâtre, visqueuse. Le stroma est formé par un réticulum grisâtre et se confond sans limite bien nette avec le tissu conjonctif éléphantiasique environnant.

Une incision transversale, à 1 centim. et demi en arrière de l'orifice externe, permet de reconnaître que ces petits espaces sont surtout nombreux au voisinage de l'urèthre et qu'ils communiquent souvent avec ses petites lacunes. Les deux ouvertures qui se trouvent dans le sillon coronaire communiquent également avec les fentes péri-uréthrales et font ainsi communiquer la lumière de l'urèthre avec le sillon coronaire. On peut aussi constater que les petits orifices de la peau sur la partie ventrale du pénis débouchent dans les fentes de la portion infiltrée du pénis ; d'autre part, quelques-unes de ces fentes communiquent avec les petites lacunes de l'urèthre. Toutes ces communications des fentes entre elles purent être constatées avec une sonde de moyenne épaisseur.

Une incision transversale à 3 centim. en arrière de l'orifice externe montre que le tissu péri-uréthral est normal, tandis que dans le corps caverneux du pénis, sur la surface de section, on voit quelques taches blanc jaunâtre confluentes.

L'*examen microscopique* montra que toutes ces lacunes et fentes visibles à l'œil nu étaient partout revêtues d'un épithélium pavimenteux stratifié, constitué d'après le type de l'épiderme normal. La couche cornée, la couche kérato-hyaline et la couche de Malpighi s'y retrouvent. Entre les cellules épithéliales, on voit de nombreuses cellules migratrices. La limite de l'épithélium et du tissu conjonctif répond également à celle de la peau normale ; le tissu conjonctif forme en effet des papilles, de forme et de grosseur pourtant beaucoup plus irrégulières. Le tissu conjonctif présente une infiltration en partie diffuse, en partie simplement stratifiée. Les cellules épithéliales ne forment nulle part de véritables nids de cellules cancéreuses ou de groupes atypiques de cellules cancéreuses, on n'y voit pas davantage de perles cornées.

Sur une coupe transversale à 1 centim. et demi en arrière de l'orifice externe l'épithélium de la muqueuse uréthrale est en partie formé de trois ou quatre couches d'épithélium cubique, en partie de véritable épithélium pavimenteux stratifié. Beaucoup de cellules ont les bords dentelés caractéristiques des cellules d'épithélium pavimenteux. Nous avons fait une série de coupes du point où la muqueuse uréthrale présentait une lacune et nous avons pu nous convaincre que l'épithélium pavimenteux s'y prolongeait sans interruption, qu'il la revêtait complètement, ce qui montre que microscopiquement aussi il y a continuité de l'épithélium uréthral et de l'épithélium du système des fentes. Le tissu conjonctif de l'urèthre présente également une infiltration parvicellulaire plus ou moins diffuse qui ne permet plus de reconnaître le tissu caverneux propre de l'urèthre. Dans ce tissu, à une distance variable de la muqueuse, se trouvent quelques petites cavités recouvertes d'un épithélium pavimenteux stratifié à structure papillaire peu développée.

Le corps caverneux du pénis présente au microscope une infiltration parvicellulaire dense de petites cellules, surtout au voisinage de la cloison et de la tunique fibreuse.

OBSERVATION XVIII (de MM. BAZY et CARCY).

M..., âgé de 62 ans, est né à la Guyane (homme de couleur). Il a eu, étant tout jeune, plusieurs blennorrhagies. Bonne santé habituelle, sauf quelques accès de fièvre intermittente.

En 1886, difficulté pour uriner. On le sonde. On lui aurait fait des fausses routes dans l'urèthre prémembraneux. Depuis, il n'a plus voulu se laisser sonder.

Les difficultés d'uriner augmentent (douleur et fréquence). En février 1894, tuméfaction vers la racine de la verge, et, un mois après, deuxième fistule au niveau du scrotum, sur la ligne médiane et à 2 centim. au-dessous de l'autre. A partir de ce moment, il n'urine plus par le méat. Douleurs de plus en plus vives. Miction toutes les vingt ou trente minutes.

État actuel. — Malade affaibli par la souffrance et l'insomnie. Organes génitaux : verge à peu près normale, indurée à sa base ; racine du scrotum tuméfiée et indurée ; deux fistules au siège indiqué plus haut, par où passe toute l'urine. Les bords de ces fistules sont tapissés de noyaux roses. Les tissus environnants sont indurés et comme lardacés. Le cathétérisme avec des bougies exploratrices et même avec des bougies filiformes est impossible. La bougie s'engage dans des tissus friables qui saignent facilement.

L'urine est très trouble, purulente. Les mictions sont très fréquentes et très douloureuses, douleur surtout à la fin de la miction et telle que le malade pousse des cris.

Dans l'aine, des deux côtés, on sent quelques ganglions petits, douloureux et qui paraissent enflammés simplement, non dégénérés.

Diagnostic. — Épithélioma uréthral avec des fistules secondaires et cystite très douloureuse. Au cœur : bruit intense à la base et au premier temps. Myocarde bon.

Néanmoins, il peut y avoir des doutes sur l'état du cœur. Nous désirons, le médecin de M... et moi, d'appeler en consultation notre collègue de Lariboisière, le Dr Landrieux, qui nous confirme dans nos prévisions, et ne voit pas de contre-indication au chloroforme.

Comme ce diagnostic d'épithélioma n'avait pas été accepté de tous, et que la conduite eût été différente s'il se fût agi de simples fistules, je fais pratiquer une biopsie par M. Dominici, interne de Bicêtre au laboratoire de M. Gombault. Le diagnostic est confirmé.

On décide donc l'ablation de la verge et de la tumeur, ainsi que celle des testicules désormais sans objet.

Opération, le 3 juillet 1894, avec le concours des médecins de M... et de mes internes. — Incision elliptique partant du pubis et allant de chaque côté aboutir au-devant de l'anus pour former là comme la queue d'une raquette; chemin faisant, on lie les deux cordons. Dès que l'urèthre est rencontré, on y passe une sonde. Puis après l'avoir incisé légèrement sur la face inférieure, on le suture aux lèvres de la plaie voisine. Le reste de la plaie est aussi réuni. Sonde à demeure, pansement iodoformé. L'antisepsie n'ayant pu être complète pendant l'opération, puisqu'on opérait sur des tissus infectés, il y eut un peu de réaction et une légère suppuration de la plaie qui guérit par bourgeonnement; cependan la suture uréthro-cutanée a en grande partie résisté.

Les ganglions de l'aine reviennent peu à peu à l'état normal, montrant bien par là que l'on n'avait pas affaire à une adénopathie cancéreuse. Après quatre jours, la sonde à demeure, qui est difficilement supportée, est enlevée.

L'examen des pièces, fait par M. DOMINICI, montre un épithélioma pavimenteux lobulé, développé aux dépens de l'urèthre et envahissant largement les corps caverneux.

Dès que l'état local le permet, on s'occupe de la vessie et on constate qu'elle ne se vide pas complètement. Le toucher rectal pratiqué à ce moment, montre qu'elle est sclérosée. La prostate est entourée de tissu fibreux ; on pratique régulièrement l'évacuation et les lavages, qui sont difficilement supportés. Les instillations, la cocaïne, l'antipyrine, les lavements ne font rien. L'état douloureux persistant, nous décidons de pratiquer le méat hypogastrique permanent.

Opération, le 10 septembre. — Lavage de la vessie à l'eau boriquée tiède. Il est impossible de laisser dans la vessie quelque peu de liquide, le malade manifestant de la douleur malgré l'anesthésie chloroformique à chaque injection vésicale. Pas de ballon de Petersen dans le rectum. Incision de 8 centim. sur la ligne blanche, partant de 1 centim. de la symphyse et remontant vers l'ombilic. Dissection des tissus couche par couche ; on arrive sur la vessie qu'on reconnaît à sa couleur gris bleuâtre et aux vaisseaux sanguins qui rampent à sa surface. A ce moment, une sonde métallique est introduite par le méat. Elle vient faire saillie au niveau de la paroi antérieure de la vessie que le bistouri ponctionne. Suture de la vessie à la peau. On place une sonde de Pezzer, que du reste on est obligé d'enlever le sixième jour. L'opération semble déterminer une amélioration, mais la vessie ne peut supporter aucun instrument métallique ou autre. De plus, de temps en temps, ce nouveau méat se bouche et des crises douloureuses en sont la conséquence.

Actuellement, le malade ne présente pas de récidive de son épithélioma. Il urine toute la journée par son méat périnéal. Ce n'est que de temps en temps, surtout le soir, qu'il doit uriner par son méat hypogastrique, qui a une grande tendance à se fermer.

Examen histologique de la tumeur. — Le canal de l'urèthre a été fendu à sa face inférieure dans le sens de sa longueur. La verge a été coupée en tronçons:

Fixation par le liquide de Müller, inclusion dans la paraffine. Coupes transversales des tronçons perpendiculaires au grand axe de la verge. Double coloration par l'éosine et l'hématoxyline.

Les coupes ont été faites au niveau de la région occupée par la tumeur au delà et en deçà du néoplasme.

Examen des coupes pratiquées au niveau de la tumeur. — Celle-ci se présente au niveau des préparations, sous l'aspect d'une masse à contours irréguliers, pénétrant dans l'épaisseur du tissu caverneux sur une hauteur de 7 à 8 millim. et sur une longueur de 5 à 8 millim. Le néoplasme est constitué par des boyaux et des blocs épithéliaux irrégulièrement cubiques ou arrondis, à centres occupés par des globes cellulaires ayant subi la transformation cornée.

A la partie médiane, les masses épithéliales presque contiguës sont séparées par des travées de tissu intermédiaire, très minces; celles-ci deviennent plus épaisses à la périphérie où elles se continuent avec le tissu caverneux adjoint au néoplasme. Dans cette zone apparaissent quelques îlots épithéliaux aberrants.

Blocs épithéliaux. — Ils sont constitués par des cellules de forme ovale. A la périphérie, les unes sont allongées et grêles, certaines sont cubiques, volumineuses, d'autres sont effilées à une extrémité, renflées du côté opposé; quelques-unes son creusées en capsule. Au centre les éléments s'allongent, s'aplatissent, deviennent foliacés, s'imbriquent concentriquement en subissant la transformation cornée.

Dans les cellules apparaissent des noyaux volumineux et des corps irréguliers d'aspect, fortement colorés en violet par l'hématoxyline.

Tissu intermédiaire aux îlots épithéliaux. — Il est constitué par le tissu caverneux de la verge infiltré d'éléments jaunes en haut; en bas il est impossible de différencier la région uréthrale de la zone de tissu caverneux, ces parties ayant été remaniées par l'évolution néoplasique.

Examen des zones adjacentes à la tumeur. — 1) *Au niveau de l'urèthre* : En général la paroi uréthrale a disparu sous l'influence de la macération et du processus inflammatoire. En certains points elle est remplacée par un tissu de bourgeons charnus. En d'autres points apparaissent des cellules cubiques tapissant des culs-de-sac et des saillies papilliformes reposant sur une base formée par des cellules embryonnaires plongées dans une gangue normale.

2) *Au niveau du tissu caverneux* : Ici apparaît une infiltration des plus abondantes des cellules embryonnaires noyant les faisceaux conjonctifs élastiques et musculaires s'étendant en nappe au niveau des mailles du tissu caverneux, groupées en foyers en certains points, disposées en mouchoirs autour des vaisseaux et des nerfs, sans réaction spéciale de la part de ces derniers.

Le processus d'infiltration s'étend très loin autour de la tumeur, à 6 centim. au moins en avant de celle-ci.

Nulle part l'examen n'a permis de constater l'existence de tissu fibreux cicatriciel.

Il existe dans la région de la verge examinée un épithélioma pavimenteux lobulé corné avec réaction inflammatoire périphérique intense.

OBSERVATION XIX (de M. ALBARRAN)

Le nommé Jules G..., âgé de 43 ans, employé, entré le 26 juillet 1894, à l'hôpital Necker, salle Velpeau, n° 1, service de M. le professeur Guyon.

Antécédents héréditaires. — Rien à noter. Père mort de pneumonie. Mère se porte bien. Le malade a quatre enfants se portant bien.

Antécédents personnels. — Jamais de blennorrhagie. Chancre induré à 18 ans, à l'extrémité du gland. N'a jamais eu aucun autre accident syphilitique, sauf depuis quelques mois du psoriasis plantaire. Depuis quatre ans, eczéma sur les bras et sur les jambes.

État actuel. — Il y a quatre ans, pendant le cours d'une fluxion de poitrine, la verge commença à enfler. Le médecin qui le soignait s'aperçut de cet accroissement de volume. Le malade ne présentait néanmoins aucun trouble et aucune douleur à la miction, et il reprit son travail, malgré l'état persistant de sa verge.

La verge continua à grossir et environ une dizaine de mois après le début de sa maladie, il y a par conséquent trois ans, une fistule apparut à l'extrémité postérieure de la portion dorsale de la verge, sous le pubis. Cette fistule s'établit sans occasionner aucune douleur, sans diminution du jet, l'urine sortait à la fois par la fistule et par le méat.

Puis peu à peu l'enflure de la verge s'étendit à tout cet organe et gagna sur la partie antérieure et supérieure des bourses, il se forma là une tumeur sur laquelle s'ouvrirent plusieurs fistules.

Le malade n'a jamais eu de fistule au périnée.

Examen. — La verge est tuméfiée et déformée, elle possède un volume triple qu'à l'état normal. Tout le fourreau de la verge est induré et le gland, caché par un phimosis dur, ne peut être découvert. Les bourses sont transformées en une énorme tumeur d'aspect inflammatoire ayant le volume des deux poings réunis.

Sur la verge et sur cette tumeur existent plusieurs fistules, par où s'écoule à la pression une sanie fétide. Les bords d'un certain nombre de fistules sont entourés d'une portion de tissu mortifié analogue à celui des gangrènes par infiltration d'urine.

La première fistule apparue, sous le pubis, persiste encore.

A la vue le périnée paraît sain, mais on sent par le palper que toute la portion scrotale de l'urèthre est très dure et augmentée de volume. Et à la racine des bourses on sent une tumeur dure, due probablement à une infiltration de pus.

Les testicules rejetés à la partie inférieure et postérieure des bourses sont sains.

Les ganglions de l'aine sont gros et durs des deux côtés. On ne sent pas de ganglions dans les fosses iliaques.

A ce moment le malade souffrait de douleurs intolérables empêchant tout repos ; il présentait en outre de la fièvre et un état général adynamique grave ; de plus, la vessie se vidait incomplètement.

Étant donnés ces phénomènes, le jour même de l'entrée du malade, le 28 juillet, on fait une première opération pour dégorger tous ces tissus remplis de pus. Avec le thermocautère M. Albarran fait de profondes incisions ouvrant toutes les fistules et toutes les cavernes purulentes, on ouvre de même au thermocautère cette induration purulente de la racine des bourses et l'on fait communiquer cette incision postérieure avec les incisions antérieures.

L'intérieur de ces cavernes est rempli de masses bourgeonnantes et sanieuses, on en enlève quelques fragments pour l'examen.

Grands lavages à l'intérieur de ces cavités. Pansement humide.

L'examen des morceaux enlevés montre que l'on a affaire à un épithélioma.

Le 1er août 1894, M. ALBARRAN fait, sous le chloroforme, l'amputation de la verge et la double castration. Incision en Λ renversé dont le sommet est placé à 2 centim. au-dessus de la fistule sus-pubienne et dont les deux branches obliques descendantes viennent contourner l'incision scrotale. Par cette incision on découvre successivement les deux cordons spermatiques qui sont sectionnés après avoir lié en deux paquets les éléments qui les constituent.

Les deux cordons étant liés, dissection de haut en bas, au ras du pubis. On arrive ainsi sur l'artère dorsale de la verge; on la pince et on la sectionne, puis on aborde le corps caverneux et on le sectionne, en faisant l'hémostase au fur et à mesure. Ceci fait, les jambes du malade relevées, on aborde le périnée.

De chaque côté l'extrémité inférieure de l'incision prépubienne en Λ renversé est prolongée en suivant d'abord les parties latérales du périnée jusqu'au delà de la racine des bourses. A ce moment l'incision tourne en dedans vers la ligne médiane pour se réunir à celle du côté opposé. L'incision périnéale constitue ainsi un V ouvert en avant dont les branches terminales se réunissent aux extrémités inférieures de l'incision prépubienne. Du sommet de ce V périnéal, qui regarde l'anus, part un prolongement médian qui s'avance jusqu'à 3 centim. de l'anus.

On tombe ainsi dans une cavité, qui parait être l'urèthre dilaté, mais il est impossible d'introduire par là une sonde dans la vessie. M. Albarran n'insiste pas, mais termine l'opération et fait l'ablation de toute cette masse en sectionnant l'urèthre. Par l'orifice de l'urèthre sectionné on introduit facilement une sonde dans la vessie et l'on peut se rendre compte que la première incision avait porté, non sur l'urèthre, mais sur une poche urineuse.

L'urèthre est sain, ainsi que les tissus qui l'environnent; il ne reste rien de l'épithélioma.

On isole alors l'urèthre dans l'étendue de 3 centim. pour faciliter par cette mobilisation la suture du canal de l'urèthre à la peau du périnée.

On enlève la plupart des pinces en mettant des ligatures au catgut, seules les pinces posées sur le corps caverneux sont laissées en place.

On procède ensuite à la suture.

Trois points de suture profonde au catgut, à la partie postérieure de la plaie, au niveau de la poche urineuse. On arrête ainsi l'hémorrhagie.

Puis on suture la peau d'arrière en avant jusqu'à l'urèthre, sutures au crin de Florence.

L'urèthre est fixé à la peau par cinq points au crin de Florence.

On suture encore les deux lèvres de l'incision par un point au-devant de l'urèthre pour que l'urèthre ne soit pas tiraillé.

On ménage l'espace nécessaire pour laisser passer les pinces posées sur le corps caverneux et on ferme la partie antérieure de l'incision par trois points de suture au crin de Florence.

Enfin, ablation des ganglions de l'aine du côté droit ; on enlève six ou sept ganglions.

L'opération a duré une heure et quart, le malade commence à supporter mal le chloroforme. On arrête l'opération ; les ganglions du côté gauche seront enlevés dans quelques jours.

Le 3 août. On enlève les pinces ; le malade va très bien, pas de fièvre, tousse un peu.

Plaie inguinale réunie par première intention.

Le 8. On refait le pansement. On enlève les fils. Les points de suture qui attachaient l'urèthre à la peau ont lâché.

Le 10. On refait le pansement. Les parties sphacélées, produites par les pinces à demeure, ne sont pas encore complètement éliminées. Tout va très bien.

Le 15. On refait le pansement. La partie antérieure de l'incision est complètement réunie, sur une longueur d'environ 7 centim.

La partie postérieure forme une plaie de 8 centim. de longueur sur 4 centim. de largeur à sa partie moyenne.

Au milieu de la plaie, les parties sphacélées par les pinces à demeure, restent encore. Tout autour une zone bourgeonnante vermeille.

L'ensemble de la plaie a l'aspect d'une vulve saignante, à bords rouges frangés, à fond bourbillonneux, jaunâtre, avec quelques lambeaux filamenteux brun noirâtre, dus au sphacèle superficiel de la surface de section du corps caverneux.

De la partie inférieure de la plaie sort la sonde (de Pezzer) à demeure par laquelle s'écoule facilement une urine un peu trouble, foncée et normale comme quantité.

Les bords de l'uréthrostomie ont cédé, les fils ont été retirés et les lèvres cutanées de la plaie, à ce niveau, ont bon aspect.

L'état de l'aine droite est bon ; on sent dans l'aine gauche quelques ganglions durs, qu'on doit prochainement enlever.

L'état général est bon, l'appétit, le sommeil, le facies sont satisfaisants. Pas de fièvre.

Le 17. Extirpation des ganglions de l'aine gauche.

Le 21. État de la plaie. Les parties sphacélées sont presque complètement éliminées. La longueur de la plaie est diminuée.

Le 28. Bon état général, et bon état de la plaie.

Le 20 septembre. Le malade quitte l'hôpital dans un très bon état. La cicatrisation est complète. Le malade s'est présenté plusieurs fois depuis. Il n'y a pas trace de récidive. L'état général est bon.

Au mois de mai de 1895, le malade revint avec une récidive dans les ganglions prévertébraux et iliaques ; ces ganglions tuméfiés comprimèrent évidemment les vaisseaux iliaques car il existait un œdème étendu de la jambe. Pas de récidive dans les ganglions inguinaux. Une opération ayant été jugée impossible, le patient retourna chez lui où il mourut au commencement de juillet 1895.

Description macroscopique et microscopique de la verge et de l'urèthre. — La verge est très augmentée de volume, œdématiée, elle est partout recouverte de la peau qui atteint une épaisseur d'environ 2 centim. à l'endroit où le prépuce se replie sur le gland. Celui-ci, d'un aspect extérieur normal, n'est pas tuméfié, il paraît au contraire petit à côté des dimensions énormes du reste de la verge ; il est comme écrasé par l'œdème et par le phimosis. La verge mesure sur la pièce conservée pendant trois mois dans le liquide du Musée : 13 centim. de longueur, sur 15 centim. de circonférence au milieu de la portion pénienne, sur 4 centimètres et demi de largeur et 5 centimètres et demi de hauteur.

La peau du scrotum est également très épaissie, rugueuse ; le scrotum lui-même est le siège d'une énorme masse néoplasique qui atteint le volume de deux grands poings réunis.

Au-dessus de la base de la verge, sur sa face dorsale à la hauteur de la symphyse, se trouve une ouverture d'une fistule, qui se prolonge dans la profondeur jusqu'au corps caverneux du pénis.

Les testicules paraissent normaux.

Pour l'examen microscopique de la verge, on fait une série de coupes transversales sur tout le pénis, le divisant ainsi en plusieurs segments de 2 à 3 centim. d'épaisseur. Ce mode de préparation que j'avais déjà signalé comme étant le meilleur, dans un travail antérieur, *sur les rétrécissements de l'urèthre, fait en collaboration avec mon ami Noël Hallé*, permet de se rendre compte à l'œil nu, de l'étendue et du siège d'un néoplasme de même que d'un rétrécissement uréthral.

Les segments sont durcis à l'alcool absolu, puis dans la celloïdine et montés sur des morceaux de bois (manche à balai coupé) pour faire les coupes.

Macroscopiquement on voit déjà sur ces tronçons que l'urèthre est par endroits transformé en une grande cavité anfractueuse remplie de masses néoplasiques déchiquetées. Cette cavité s'étend sur une longueur de 5 à 6 centim. à partir de 2 centim. en arrière du méat urinaire externe. Sur toute cette étendue on ne distingue plus rien du tout de la lumière uréthrale normale. Impossible de dire sur quelle paroi la néoplasie a pris naissance. Au-dessus de cette cavité on voit les corps caverneux du pénis qui paraissent normaux et perméables. Les artères centrales sont béantes. A la hauteur de 8 centim. en arrière du méat externe le canal de l'urèthre paraît de nouveau normal sur les coupes macroscopiques. L'urèthre se présente ici sous forme d'une fente transversale plissée entourée par un corps spongieux, perméable, normal.

On a divisé la verge en six segments qui ont été examinés successivement au microscope.

Les coupes ont été faites avec le microtome de Jung et colorées ou au picro-carmin ou à l'hématoxyline et à l'éosine. C'est cette double coloration (hématoxyline-éosine) qui nous a donné les meilleurs résultats dans ce cas spécial, car la pièce qui a séjourné pendant plusieurs mois dans le liquide du Musée (mélangé d'acide arsénieux, d'acide phénique et d'eau) ne se colorait pas trop bien.

Cela nous mènerait trop loin de donner un examen histologique détaillé de toutes ces pièces ; qu'il nous suffise de décrire seulement les endroits où siégeait la tumeur.

La tumeur occupait les segments nos 2 et 3, c'est-à-dire elle siégeait au milieu de la portion pénienne du canal.

EXAMEN MICROSCOPIQUE DE LA TUMEUR. — *Segment* 2. (Planche III, fig. 1.) — Région pénienne antérieure :

Le corps caverneux du pénis est conservé et normal. Les aréoles sont perméables. Les artères normales. L'urèthre est détruit; il est transformé en une grande cavité anfractueuse, déchiquetée, remplie d'ilots de tissus. Ces ilots produits par les coupes transversales de la cavité uréthrale sont formés par une trame de tissu conjonctif embryonnaire recouverte par un épithélium pavimenteux stratifié, énormément épaissi. On compte par endroits dix à quinze assises de cellules épithéliales plates. Certains endroits de la paroi de cette cavité anfractueuse sont occupés par la néoplasie même.

Sous le microscope (voir planche III, fig. I), on voit que la couche épithéliale de l'urèthre est tombée. Il ne reste qu'un derme à surface dénudée, déchiquetée, qui est le siège d'une infiltration de cellules embryonnaires en même temps que d'un envahissement épithéliomateux. Les éléments qui constituent la tumeur sont très nets. Le champ du microscope est rempli par des masses épidermiques qui à première vue font penser à des concrétions, si on les regarde avec un faible grossissement. Avec un grossissement plus fort on voit qu'il s'agit de globes épidermiques typiques.

De grandes cellules épithéliales cylindriques ou polygonales sont rangées à la périphérie de ces boules. Au fur et à mesure qu'on avance vers le milieu de ces masses on rencontre des cellules polygonales, cubiques, dentelées qui s'aplatissent vers le centre et subissent le processus de kératinisation comme on l'observe sur l'épiderme. Les cellules les plus centrales sont devenues tout à fait lamellaires, cornées; elles ont perdu leur noyau; elles se colorent en jaune, s'imbriquent les unes sur les autres et finissent par présenter ces formations qui ressemblent aux pelures d'oignon (Krebsnester des Allemands).

Ces globes épidermiques sont séparés les uns des autres par un tissu fibreux envahi par une infiltration parvicellulaire. Dans les travées de ce stroma on voit des traînées de cellules épithéliales se prolonger dans la profondeur du tissu.

Tout autour de cette infiltration épithéliomateuse on trouve une infiltration parvicellulaire inflammatoire. En quelques endroits on trouve encore des vestiges du corps spongieux de l'urèthre. Les aréoles paraissent rétrécis, les trabécules sont épaissies ; les vaisseaux paraissent atteints d'endartérite.

On ne trouve plus trace du tout du revêtement épithélial et de la couche muqueuse ; pas de glandes, de façon qu'il est impossible de dire d'où la tumeur a pris son point de départ.

W.

7

Les parois des sinuosités qui ne sont pas le siège de la néoplasie, sont revêtues par endroits par un épithélium pavimenteux très épais. (*Ébauche de trajets fistuleux.*)

L'examen de la peau épaissie montre qu'il s'agit d'une simple infiltration séreuse, pas trace d'une néoplasie.

Segment 3. — (Planche III, fig. II.) — Région pénienne moyenne, bord postérieur de la tumeur :

On trouve les mêmes lésions que dans le segment précédent. L'examen microscopique de la tumeur nous donne ici des images plus caractéristiques encore. (On les a reproduites dans la planche III, fig. II.)

Dans un stroma fibreux, rempli d'une infiltration parvicellulaire, on voit de grands boyaux cylindriques remplis de cellules épithéliales irrégulièrement distribuées. Ces boyaux sont tantôt cylindriques, allongés ; tantôt ils sont gonflés à leurs extrémités en forme de massues. Ces renflements terminaux sont remplis de grandes cellules épithéliales qui présentent toutes les transitions des cellules cylindriques jusqu'aux cellules cornées qui constituent les éléments caractéristiques des globes épidermiques. Par endroits on voit encore des cellules dentelées intermédiaires aux deux types extrêmes.

Bref, il s'agit, dans ce cas, d'un épithélioma pavimenteux lobulé, typique.

L'examen des ganglions inguinaux et de la peau du scrotum montre qu'on a affaire à un envahissement cancéreux secondaire. Les segments postérieurs (4-5-6) qui paraissaient déjà sains à l'examen macroscopique ne présentent pas de lésions cancéreuses sous le microscope ; on y trouve par endroits une légère uréthrite chronique.

OBSERVATION XX (de M. FULLER).

La préparation, qui représente un cas de cancer villeux de la muqueuse uréthrale, provient d'un vieillard dont la mort a été accélérée sinon directement causée par une rétention d'urine à la suite d'une obstruction de l'urèthre par la tumeur.

La planche I donne une vue latérale de la portion distale de la verge.

La planche II reproduit l'aspect intérieur de la néoplasie, une incision ayant été faite à partir du méat le long du frein et de la paroi inférieure de l'urèthre, permettant ainsi d'exposer l'urèthre après avoir replié les parois latérales du canal.

Sur le gland du pénis on voit quatre trajets fistuleux communiquant avec l'urèthre, dont trois sont reproduits sur la planche I ; le quatrième se trouvant sur le côté droit du gland n'est par conséquent pas visible sur le dessin. Tous ces trajets sont remplis par la tumeur. Un seul parmi eux cependant, qui se trouve situé directement au-dessus du méat ainsi que le méat lui-même sont tellement remplis par les masses villeuses, qu'ils sont hermétiquement obstrués. En étendant cette pièce dont l'histoire du début est malheureusement assez maigre, on se rend bien compte que la néoplasie a primitivement rempli la fosse naviculaire et qu'elle a empêché l'urine de sortir par son orifice naturel, le méat. En même temps un cancer mou a détruit les tissus fermes de l'urèthre et a permis de cette façon à l'urine stagnante de s'infiltrer et de sortir par un trajet fistuleux qui lui-même fut de nouveau bouché par l'envahissement de la tumeur, pour céder la place à un nouveau trajet situé un peu plus loin du centre d'infection, et ainsi de suite jusqu'à ce que le malade mourût.

Examen microscopique (du Dr FORDYCE). — Ce spécimen très intéressant d'un cancer de l'urèthre a été si mal conservé dans l'alcool qu'il fut impossible d'en obtenir de très bonnes coupes pour l'examen microscopique.

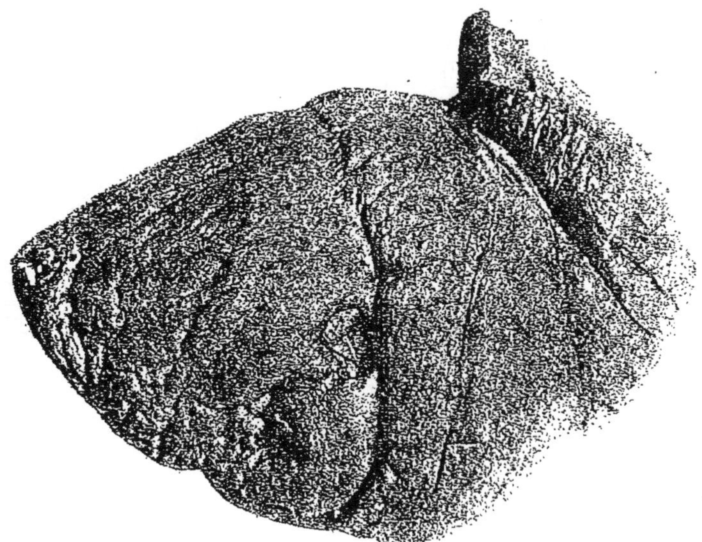

FIG. 2. — D'après FULLER. A case of cancer of the urethra. *Journ. of cutan. and genito-urinary Diseases,* avril 1895.

La néoplasie était molle et friable et se colorait mal ou pas du tout par les réactifs employés. Les cancers de l'urèthre étant très rares et par conséquent dignes d'une étude consciencieuse, il est très regrettable qu'on n'ait pas pu faire un examen plus détaillé de la pièce. La tumeur était cependant un épithélioma, comme on put s'en convaincre par la présence de nombreux nids épithéliaux enchâtonnés dans un tissu épithélial proliférant, qui remplissent les trajets fistuleux en communication avec l'urèthre et qui forment des excroissances papillaires de la muqueuse uréthrale. On ne put cependant pas déterminer si la tumeur en question était un carcinome primitif de l'urèthre ou si la néoplasie s'était propagée d'un néoplasme vésical.

Dans les cas d'épithéliomes de l'urèthre décrits par Griffiths, Beck et Witzenhausen et mentionnés par Sutton (*Tumors innocent and malignant*,

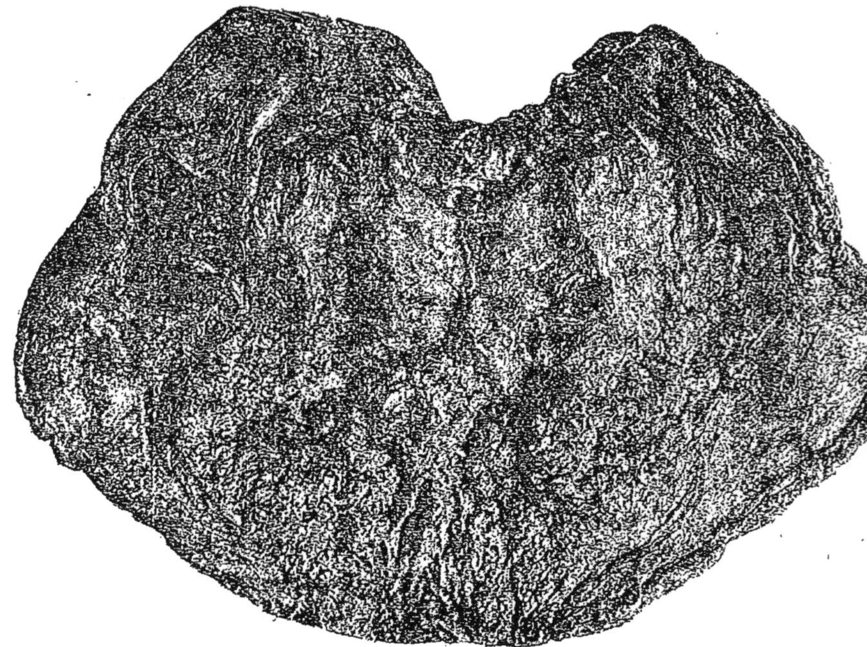

Fig. 3. — D'après FULLER. *Loc. cit.*

1893) la néoplasie a pris son point de départ dans l'urèthre périnéal et a fini par obstruer l'urèthre et par former des fistules.

Les tumeurs étaient de couleur gris blanchâtre et extrêmement friables.

OBSERVATION XXI (de M. RIBERI).

Mme V..., d'un tempérament tout à fait sanguin, lymphatique et nerveux, âgée de 58 ans, d'une complexion assez délicate, quoique forte, pureté de mœurs; née de parents sains; ayant été dans son bas âge affligée de chute du rectum; habituellement constipée. Elle eut en outre, vers les onze ans, un écoulement sanguin par les parties génitales qui laissa après lui un écoulement continuel, blanc, inodore et assez abondant jusqu'à l'âge de 17 ans, époque à laquelle cette dame vit apparaître ses premières règles.

La menstruation s'accomplit avec régularité jusqu'à 48 ans, et pendant tout ce long intervalle de temps, la leucorrhée dont nous avons déjà parlé persista, mais avec une intensité beaucoup moindre que dans le principe ; toutefois, ainsi que cela arrive d'ordinaire en pareilles circonstances, elle devenait beaucoup plus abondante pendant les quelques jours qui précédaient ou suivaient la menstruation.

Au début de la leucorrhée, la dame V... qui n'avait encore que 11 ans, fut visitée par un docteur qui constata déjà à cette époque l'existence d'une petite tumeur siégeant dans le méat urinaire, tumeur indolente ad sensum, mais quelque peu douloureuse ad tactum. La malade dit même d'une manière assez positive qu'elle était atteinte de cette maladie depuis les premières années de son existence.

La tumeur accrut peu à peu jusqu'au moment où eut lieu la première apparition des règles, c'est-à-dire jusqu'à 17 ans ; elle se maintint ensuite stationnaire (la malade le pense du moins ainsi) jusqu'à la cessation de la fonction menstruelle qui arriva à 48 ans.

Il faut croire néanmoins qu'à l'âge de 26 ans, cette tumeur avait déjà acquis un assez grand volume puisqu'à cet âge la malade, ayant été demandée en mariage, crut nécessaire de consulter une personne de l'art pour savoir si sa maladie ne s'opposait pas à ce qu'elle pût contracter de semblables liens. Le docteur prescrivit d'appliquer sur la tumeur une poudre noirâtre et caustique. Trois applications successives furent faites, mais on fut obligé bientôt de les abandonner à cause des violentes douleurs qu'elles occasionnaient, sans amener en compensation le plus léger avantage.

Mᵐᵉ V... s'étant mariée à 27 ans, eut une seule grossesse qui fut nerveuse ; l'accouchement fut pourtant laborieux et les suites de couches furent assez longues pour s'opposer à ce qu'elle pût allaiter son enfant.

L'acte du coït, assez douloureux avant l'accouchement, fut supporté depuis avec plus de facilité, mais dès que la fonction menstruelle eut cessé, il devint de nouveau assez pénible.

A l'âge de 48 ans, quelques incommodités se joignirent à celles-ci. Mᵐᵉ V... réclama alors les conseils d'un docteur, mais comme celui-ci attachait peu d'importance à ces incommodités et à la tumeur, elle résolut de ne plus s'en préoccuper. Elle ne suivit en conséquence aucun traitement pendant dix longues années, durant lesquelles elle fut tourmentée par des maux graves et nombreux tels que sensation continuelle et désagréable de remplissage (riempitura) en dedans des parties génitales externes, envies fréquentes d'uriner et d'aller à la selle, augmentation notable de la constipation habituelle, l'obligeant, chaque fois qu'elle allait à la selle, à faire des efforts violents et douloureux ; quelquefois, à la suite de ces efforts, réapparition de la chute du rectum dont elle avait été affectée dans son bas âge ; douleurs vagues et passagères dans l'abdomen ; leucorrhée plus abondante à l'époque où la menstruation existait encore ; quelquefois, mais rarement, un petit écoulement de sang noirâtre par le vagin, accompagné de fréquentes douleurs lancinantes dans la tumeur et dans le clitoris. Ce petit écoulement et ces douleurs avaient paru depuis cinq mois seulement, c'est-à-dire à la fin de l'année 1843 et au commencement de 1844.

Plus tard, à la fin du mois de février, l'ischurie vint se joindre à tous les phénomènes que nous venons d'énumérer.

Le docteur qui fut appelé pour donner des soins à Mme V... rencontra dans un cas aussi ardu une difficulté très grande pour pratiquer le cathétérisme ; il conseilla à la malade de se soumettre à la rescission de la tumeur ; mais ses conseils ne furent pas écoutés.

Cependant les attaques d'ischurie devenaient de plus en plus fréquentes ; les douleurs augmentaient chaque jour d'intensité sans qu'il fût possible de les alléger par aucun moyen. La vie devint alors si pénible à Mme V... qu'elle résolut, dans les premiers jours du mois de mai, de se confier à mes soins. Elle était alors dans les conditions suivantes :

État général. — Maigreur notable ; couleur terreuse du visage, regard languissant ; esprit découragé et présageant un fatal avenir ; fièvre légère venant à des jours et à des heures irréguliers, quelquefois sans frissons ; grande constipation, langue rougeâtre, soif de temps en temps.

État local. — Urèthre un peu saillant, s'avançant au delà des grandes lèvres et grossi au point qu'on pouvait à peine introduire le doigt indicateur dans le vagin ; les parois vaginales hypertrophiées, mais non entamées ; une excroissance morbide, charnue, dure, de couleur rouge, çà et là marquée de taches noirâtres, du volume d'une aveline et insérée au contour interne et inférieur du méat urinaire qu'elle dépassait de plusieurs lignes ; grande difficulté pour faire passer la sonde à travers cette excroissance, qui était assez douloureuse au toucher. Expulsion de l'urine avec efforts, difficile et douloureuse ; fréquentes douleurs lancinantes dans la tumeur, au pénil et au clitoris, ayant résisté à l'application de mille remèdes émollients, stupéfiants, toniques, suggérés par l'art ou par l'empirisme ; urine avec un dépôt plus ou moins abondant, toujours trouble, quelquefois noirâtre ; écoulement vaginal d'une abondance variable, mais un peu fétide depuis quelque temps ; le corps caverneux du clitoris évidemment envahi par le mal ; les petites lèvres déplissées par la grande étendue transversale de la tumeur et les branches ischio-pubiennes ; à l'aine gauche, deux petites glandes dures, mobiles, de forme allongée, placées à peu de distance l'une de l'autre, rarement douloureuses, et ayant, la première le volume d'une fève, la seconde, celui d'une grosse aveline.

L'opération fut faite le 2 juin 1844.

Le professeur Riberi, avec deux aides, fait placer la malade sur un lit, appuyée sur ses coudes et ses genoux, la face postérieure de l'extrémité inférieure du tronc tournée en haut.

La tumeur fut isolée à droite et à gauche par deux coups de bistouri s'étendant des côtés du col de la vessie jusqu'aux côtés du méat urinaire. Le sang qui s'écoula brusquement masqua alors le champ opératoire ; la malade fit d'énormes contorsions, et, dès lors, l'opération fut extrêmement difficile, l'opérateur n'ayant que son doigt pour se guider.

Néanmoins, il parvint après de nombreux efforts à détacher l'urèthre des parois latérales, qui ne tenait plus alors qu'à la vessie. Ce fut l'affaire d'un coup de bistouri ; mais alors, comment retrouver le col de la vessie. En tâtonnant, il arrive à passer une sonde, et, dès lors, l'opération est terminée. Tamponnement du vagin pour arrêter l'hémorrhagie.

Le professeur Riberi fait remarquer que, si pareil cas se représentait, il passerait une sonde cannelée dans la vessie avant de détacher l'urèthre, tournerait sur cette sonde tout le canal jusqu'en dehors des limites du mal, puis ensuite réséquerait cette partie malade.

Anatomie pathologique de la tumeur. — Elle a une longueur de treize lignes, c'est-à-dire presque la totalité du canal, puisqu'il mesure de douze à quatorze lignes.

On voit au méat urinaire la substance fongo-coriacée, dont nous avons parlé plus haut, faisant une saillie de trois lignes.

La muqueuse est hypertrophiée ; les plis qu'elle offre naturellement sont plus relevés ; les espaces qui les séparent sont plus amples et plus profonds. Le tissu rétro-muqueux présente une dégénérescence squirrheuse lardacée. Il est épais de plus de huit lignes autour de l'urèthre, auquel il constitue une espèce de gaîne. Son épaisseur morbide est plus marquée du côté du vagin que du côté de l'arcade du pubis.

Cette pièce est conservée dans le cabinet pathologique de l'Université royale.

La malade après l'opération. — Fièvre traumatique assez modérée ; grave menace de cysto-péritonite conjurée par l'application de vessies remplies de glace triturée sur la région pubienne et hypogastrique, et cela pendant l'espace de quinze jours environ.

Cuisson et excoriations dues au passage de l'urine, accidents inévitables sur lesquels il n'est pas besoin d'insister.

Diète pendant les premiers jours. Douze jours après, enlèvement des tampons et de la sonde. Alors plus d'irritation désagréable, plus d'excoriations.

Sortie involontaire des urines tout d'abord, puis, petit à petit, elle devint volontaire tout à fait.

Au toucher, on sentait une espèce de valvule triangulaire à pointes minces, pendante dans le vagin, s'interposant en guise de cloison entre le col de l'utérus et de l'ouverture de la vessie, et formée par un reste de la portion vagino-vésico-utérine de la muqueuse.

Plus tard, cette saillie, à la suite du travail de cicatrisation, cette valvule tirée en haut vers la place naturelle de l'urèthre, contracta des adhérences de manière à former pour ainsi dire un nouveau canal uréthral dont le méat, si on peut s'exprimer ainsi, ne s'ouvrait qu'à quelques lignes au-dessous de sa situation habituelle.

Par cela même, la vessie, qui était libre et mobile dans le bassin, reprit sa fixité primitive.

OBSERVATION XXII (de M. MELCHIORI).

Mme N. B..., 65 ans, mère de dix enfants, d'un tempérament assez faible, a eu des maladies des voies respiratoires et des attaques d'hystérie.

Elle est sujette à la diarrhée, et a été tourmentée par de grands chagrins.

Lorsque je la vis, il y avait déjà trois ans qu'elle s'était aperçue de son mal.

Les premières douleurs avaient été ressenties pendant le coït. Elles consistaient en des sensations de piqûre au niveau de l'orifice de l'urèthre.

A l'examen, on ne trouvait à cette époque aucune ulcération, aucune tumeur, mais seulement un épaississement, une certaine dureté sous la muqueuse qui était douloureuse à la pression.

Puis le mal augmenta peu à peu et on vit apparaître une petite tumeur, qui s'ulcéra, devint très irritable et occasionna des spasmes violents au moment de la miction.

Il lui fut alors suggéré par un chirurgien de saupoudrer cette petite ulcération avec de la poudre d'alun ; ce qu'elle fit une fois, mais pas davantage parce qu'il s'ensuivit une irritation vive, spasmodique, avec de la fièvre qui l'obligea de rester au lit et d'appliquer des émollients ainsi que des sangsues. Ceci se passait en automne 1853.

Depuis lors sa santé s'affaiblit de plus en plus ; ses forces diminuèrent considérablement.

A l'occasion du moindre mouvement, il se produisait des hémorrhagies ; aussi la malade était-elle obligée de rester assise ou couchée.

C'est dans cet état qu'elle vint me trouver, au commencement de mars 1854.

A l'examen, on voyait entre les grandes lèvres une tumeur charnue à surface rouge ulcérée, fongueuse, inégale, qui saignait facilement, grosse à peu près comme un œuf de pigeon et qui siégeait au pourtour du méat urinaire ainsi que sur la paroi vaginale.

La miction n'était nullement gênée et on pouvait introduire facilement une sonde dans le canal uréthral jusqu'à la vessie.

Le vagin très large, était sain, ainsi que l'utérus. Le doigt introduit dans le vagin permettait de reconnaître que la tumeur était beaucoup plus volumineuse en arrière. On sentait en effet la tumeur jusque derrière le pubis, et là, elle s'élargissait, empiétant surtout à droite, recouvrant de ce côté toute la surface interne de la branche descendante du pubis ; à gauche elle ne recouvrait que la moitié seulement de sa surface.

De plus, grâce au cathéter métallique introduit dans le canal uréthral, on sentait que toute la moitié antérieure de ce canal était entourée par la tumeur ; tandis que sa moitié postérieure était libre dans sa portion inférieure, sa portion supérieure était envahie jusqu'à la vessie.

Le clitoris et les nymphes étaient sains ; toutefois la face interne de celles-ci était hypertrophiée, et s'avançait vers la tumeur qui proéminait en avant et se trouvait ainsi en partie recouverte.

Les grandes lèvres, baignées continuellement par le suc ichoreux, présentaient çà et là quelques excoriations. Dans l'aine droite on trouvait deux petites tumeurs mobiles. La tumeur était bien délimitée quoique très étendue en arrière. Je me décidai à l'extirpation, après avoir amélioré l'état général de la malade.

L'opération eut lieu le 25 mars 1854. La malade, placée comme pour une opération obstétricale, un assistant tenait écartées en dehors grandes et petites lèvres. On introduisit alors dans la vessie une sonde métallique qui fut confiée à un aide.

Ainsi disposé, avec un petit bistouri convexe je fis une section semi-lunaire intéressant la muqueuse et le tissu cellulaire sous la région pubienne au delà des limites de la dureté ; la moitié de la section correspondait au-dessous de la symphyse pubienne et les deux cornes descendaient le long des branches du pubis et finissaient dans les parois latérales du vagin, à côté de la tumeur ulcéreuse. Ayant circonscrit superficiellement la tumeur péri-uréthrale avec le bistouri et avec le doigt, j'essayai de la détacher de l'arcade pubienne. Ceci fait, je coupai les premières adhérences à gauche d'abord où le mal s'étendait le moins derrière une branche descendante, ce qui me fut assez facile, pouvant tirer en bas la grande masse déjà détachée en haut qui m'avait donné un espace suffisant pour voir et pour introduire le bistouri et le doigt. Ensuite j'isolai la tumeur à droite tout à fait derrière la branche descendante, ce qui n'était pas facile, la tumeur étant plus volumineuse à droite et plus enfoncée. Puis, comme il y avait une hémorrhagie abondante, la femme étant très faible, je décidai de laisser cette portion plus éloignée et de couper provisoirement la grande partie restée isolée avec l'urèthre, et un lambeau de la paroi antérieure du vagin qui était adhérent à l'urèthre.

L'extrémité postérieure de l'urèthre étant découverte à son insertion et le col vésical n'étant pas embrassé ici par le néoplasme, j'en fis la résection de la manière suivante : la sonde qui m'avait servi de guide pour détacher la tumeur en haut et postérieurement, et qui m'avait aidé à l'abaisser pendant que je l'isolai supérieurement, me servit de guide pour détacher ainsi la paroi inférieure de l'urèthre, parce que le long de la sonde j'introduisis une lame de ciseaux (Borbice) mousse. Ceci fait, j'abaissai la sonde vers le périnée, et prenant l'urèthre entre les doigts, je le tirai en dehors et le réséquai transversalement tout près du col de la vessie. En laissant la sonde dans la vessie, confiée à un aide, je tordis ensuite de petites artérioles donnant du sang dans le moignon de l'urèthre ; je tordis aussi l'artère honteuse interne gauche qui avait été coupée en emportant la portion de la tumeur qui était derrière la branche descendante du pubis. Une fois la perte de sang arrêtée, je pris avec la pince de Museux le reste de la tumeur que j'avais laissée derrière la branche descendante droite du pubis ; il fut facile de l'extirper simplement avec le doigt et le bistouri.

Cette masse était plus grande qu'une grande châtaigne, et ayant lésé l'artère honteuse sur laquelle elle siègeait, je dus aussi la tordre. Du fond de la plaie s'écoulait beaucoup de sang veineux qui ne cessait pas par des injections répétées d'eau glacée que je fis. C'est pourquoi je passai au tamponnement.

Je laissai la sonde encore entre la vessie, dans la partie inférieure de l'urèthre, je commençai à introduire quelques tampons de charpie trempés dans l'alcool dans la partie profonde, d'où le sang veineux s'écoulait; je remplis le reste de la plaie avec de la charpie sèche; je remplis aussi de charpie sèche le vagin, et la sonde tenue à sa place par le côté du tampon, je l'assurai simplement au bassin par un bandage sans autre chose.

L'hémorrhagie ne continua pas, la charpie superficielle resta toujours blanche. L'extirpation de la tumeur fut rapide, la grande masse fut enlevée en moins de cinq minutes; on n'employa pas beaucoup plus de temps pour la petite; on employa plus de temps à arrêter le sang que de s'occuper de la torsion et du tamponnement.

Le 15 avril, la plaie s'est rétrécie; elle n'est plus enfoncée, mais c'est un plan incliné qui, de la symphyse du pubis, va finir à la paroi du vagin, qui est plus en arrière. Le méat urinaire est immédiatement au-dessous de l'arcade du pubis.

A cause des soucis et de la mauvaise nourriture, dès ce jour, la malade dépérit avec diarrhée profuse. Elle commença à se rétablir en mai, et le 13 juin elle était remise comme autrefois; elle retenait l'urine pendant plusieurs heures, aussi bien debout qu'au lit et l'émettait à volonté. La partie opérée se présentait ainsi: Le vestibule est un peu déprimé et porté en arrière et dirigé de haut en bas et d'avant en arrière; l'orifice uréthral n'a pas de bourrelet, et est porté un peu vers l'arcade du pubis et avec lui, le bord de la paroi supérieure du vagin. La cicatrice est presque nulle, élastique, flexible. Si l'indisposition intestinale n'était pas survenue, la malade pouvait se dire guérie, le vingt-cinquième jour ou tout au plus un mois après l'opération, sans avoir couru de danger.

L'examen microscopique montrait une tumeur riche en vaisseaux sanguins, friable, facile à déchirer au centre, mais plus dense, plus ferme à la périphérie où l'on voyait quelques points d'aspect lardacé.

La portion de l'urèthre extirpée mesurait douze lignes. Elle était saine dans toute son étendue, sauf au niveau du méat, où l'on voyait quelques fongosités.

La muqueuse uréthrale était normale dans toute l'étendue du canal, et même au niveau du méat. Le corps caverneux était également sain.

La tumeur occupait le tissu cellulaire péri-uréthral, de telle sorte que pour l'extirper, on ne pouvait pas moins que sacrifier l'urèthre tout entier, ainsi que la portion du vagin située au-dessous.

L'examen microscopique permettait d'affirmer la nature cancroïde de la tumeur.

Les suites de l'opération furent bonnes. La réaction fut peu accusée. Il n'y eut ni cystite, ni péritonite.

Le 28. La plaie était un peu cuisante, il y avait de fréquentes envies d'uriner.

La sonde était restée en place; mais l'urine sortait entre elle et le moignon de l'urèthre, de sorte que le tampon était infiltré d'urine. On enleva la partie antérieure du tampon, et la partie postérieure, laissée au fond de la plaie, fut imbibée d'esprit de vin.

Il n'y eut aucun accident.

Le 31. Le pansement est retiré ; la plaie est rosée, tout à fait de bonne nature.

Le 1er avril. On enlève la sonde, qui est gênante. La malade peut retenir ses urines pendant deux heures ; mais après ce temps, elle est obligée de faire la miction, car l'urine s'écoule en dehors malgré elle. Pendant quelques temps, les mictions furent ainsi fréquentes et obligèrent la malade à se lever souvent.

Le 10. La malade quitte le lit, et le traitement consiste en de fréquents lavages avec de l'eau tiède.

A l'examen on voit que le col vésical s'est transporté en avant et s'est appuyé à l'os du pubis ; les nymphes ont leur base portée en dedans. La paroi du vagin est portée en haut, de sorte que toute la place est réduite à un petit espace triangulaire sous l'arcade du pubis, espace légèrement concave, au milieu duquel se trouve l'orifice uréthral.

Le 15 avril. La plaie s'est un peu rétrécie, ne présente plus de concavité et forme un plan incliné en bas et en avant, de la symphyse pubienne au bord supérieur du vagin. L'ouverture de l'urèthre s'est élevée, et se trouve immédiatement au-dessous de la symphyse.

A cette époque l'état général de la malade s'aggrava, mais dès le mois de mai, et surtout dans le courant du mois de juin, la santé était redevenue bonne.

La malade n'a pas d'incontinence d'urine. Elle reste plusieurs heures sans avoir besoin d'uriner, tant debout qu'au lit. La miction n'est pas gênée, elle est volontaire. La guérison avait donc été complète le vingt-cinquième jour ou tout au plus un mois après l'opération.

OBSERVATION XXIII (de M. MELCHIORI).

Antonia S..., 49 ans, constitution robuste, menstruée à 16 ans, mariée à 21 ans, eut une seule grossesse et accoucha à 26 ans. L'enfant bien portant est encore vivant.

Bien réglée jusqu'à 44 ans. Puis flux menstruels tous les deux ou trois mois, mais peu abondants ordinairement ; parfois cependant ils étaient tellement abondants qu'ils amenaient de la prostration.

Cinq mois après la disparition complète des menstrues, je la vis pour la première fois. C'était le 29 mars 1862.

Malgré une bonne santé apparente elle raconta que, depuis deux mois, elle ressentait de temps en temps, et spécialement pendant la nuit ou lorsqu'elle était assise, une douleur lancinante mais passagère. Plus tard la douleur se montra pendant le coït et ce fut cela qui amena la découverte au niveau de l'orifice uréthal, au point où cet orifice se continue avec le vagin, d'une petite tumeur grosse comme une noisette, tumeur qui présenta bientôt une surface irrégulière d'où s'écoulait un suc ichoreux.

A l'examen voici ce que je constatai : orifice uréthral normal, et un peu au-dessous à droite de cet orifice une tumeur de la grosseur d'une aveline, à surface rugueuse, mamelonnée, bourgeonnante au centre et donnant issue à un suc ichoreux peu abondant.

Cette tumeur était de consistance dure, à bords limités par l'urèthre et la paroi supérieure du vagin.

Le doigt introduit dans le vagin permettait de voir que cette tumeur se prolongeait en arrière, et si on passait une sonde métallique dans l'urèthre, on pouvait préciser les limites postérieures de la tumeur. Au moyen de ces deux manœuvres combinées, on voyait nettement que la tumeur ne s'étendait pas au delà de la moitié antérieure du canal uréthral en embrassant la moitié de sa périphérie.

La miction était facile, mais l'urine en arrivant sur la tumeur déterminait une forte sensation de brûlure. L'utérus était sain, ainsi que le vagin. Les ganglions de l'aine n'étaient pas engorgés.

Je jugeai que la tumeur était de nature cancéreuse. Je pratiquai l'extirpation le 12 avril (1862).

Examinée au mois de février 1868, la malade était saine et bien portante. Il n'y avait aucune crainte de récidive.

OBSERVATION XXIV (de M. MELCHIORI).

Maria P..., 52 ans, de constitution assez forte, menstruée à 16 ans, mariée à 27 ans, eut trois enfants morts en bas âge. Souffrit de violentes douleurs intestinales, répétées et aggravées par l'usage immodéré de drastiques.

Je la vis le 17 mai 1866. Elle n'était plus menstruée depuis quatre ans. Elle me dit ressentir depuis quatre mois la sensation de violentes brûlures autour de l'urèthre.

Depuis un mois, les douleurs étaient telles que le coït était impossible, et depuis cette époque elle avait de fréquentes envies d'uriner. Mais jamais la miction n'était douloureuse.

A l'examen, je trouvai une tuméfaction du vestibule ; et au milieu, l'orifice de l'urèthre normal.

La surface uniforme de cette tuméfaction était épaisse, dure sans ulcérations, bien limitée, séparée à peine de quelques millimètres de la branche descendante du pubis, et ne s'étendant en haut ni sur l'arcade pubienne ni sur le clitoris. En bas, la tumeur était adhérente à la paroi supérieure du vagin. La muqueuse vaginale était saine.

En introduisant une sonde métallique dans l'urèthre, et en mettant le doigt dans le vagin, on délimitait nettement la tumeur qui s'étendait en arrière jusqu'au-déssous de l'arcade pubienne, sans dépasser cette limite.

Cette tumeur donnait au toucher une sensation dure, presque indolente, même lorsque la pression était forte.

Le vagin, l'utérus, l'urèthre étaient normaux.

On trouvait dans l'aine quelques ganglions engorgés, mais petits et indolents.

Avant de venir me trouver, la malade avait pris pendant plusieurs jours des bains de sièges prolongés ; elle avait employé en onctions différentes pommades calmantes, tout cela dans le but d'atténuer de violentes douleurs qui s'irradiaient soit du côté du bassin, soit dans les aines et dans les cuisses ; douleurs qui, de jour en jour, devenaient de plus en plus intolérables.

Je diagnostiquai un néoplasme cancéreux de la variété squirrheuse, intéressant le tissu cellulaire du vestibule et contournant l'urèthre dans toute sa longueur.

L'extirpation entière de la tumeur et de l'urèthre me parut la seule indication ; et j'insistai auprès de la malade pour que l'opération se fît le plus tôt possible, un retard de quelques semaines seulement pouvant empêcher toute intervention.

On ne voulut pas m'écouter et pendant quelques mois on continua les onctions répétées de pommades calmantes ; mais au mois de juillet suivant, la malade me revint.

Le vestibule était converti en un ulcère cancéreux au milieu duquel on aperçoit l'orifice de l'urèthre, inégal, rouge.

La face interne des nymphes, et en bas le contour du vagin, étaient envahis par le mal et donnaient issue à un suc fétide, ichoreux, strié de sang.

En enfonçant le doigt dans le vagin, on sentait que la tumeur avait progressé en arrière, et qu'elle s'étendait derrière la symphyse du pubis et derrière ses branches descendantes, recouvrant ainsi le col de la vessie à sa jonction avec l'urèthre.

Les ganglions inguinaux étaient volumineux, durs, douloureux.

La malade était considérablement amaigrie ; les douleurs étaient atroces, et ne pouvaient être calmées par aucune espèce de pommade. La cachexie augmenta de jour en jour et la malade mourut au mois de sepembre.

Observation XXV (de M. Melchiori).

Le 16 mai 1869, je visitai une paysanne de la vallée de Trentine, âgée de 51 ans, de forte constitution, mère de cinq enfants, le dernier ayant 13 ans.

Elle me raconta que depuis deux ans, peu après la cessation des règles, elle avait éprouvé une sensation de piqûre à la vulve. Elle mettait cette douleur sur le compte d'un excès de température produite par une chaufferette.

Plus tard, elle s'aperçut que sa chemise était tachée de sang. La miction, des plus douloureuses, donnait la sensation d'une forte brûlure. Le coït était insupportable.

C'est alors qu'elle se fit visiter. On lui dit qu'elle avait un ulcère avec tuméfaction du vestibule.

Elle se fit pendant longtemps des injections et des lavages répétés avec des eaux émollientes. Elle prit encore d'autres remèdes, mais sans résultat.

Le mal allait toujours en augmentant ; les douleurs revenaient presque continues ; il se produisait des hémorrhagies assez considérables. La malade n'avait plus d'appétit, et maigrissait à vue d'œil.

Lorsque je la vis, elle était dans un état déplorable. On voyait sur le pubis, entre les lèvres, une tumeur grosse comme la moitié d'un œuf de poule, ulcérée, à bords irréguliers, durs, lardacés. L'urèthre s'ouvrait dans sa partie inférieure. La muqueuse de l'orifice était rongée par places.

La face interne de la nymphe droite, la paroi supérieure du vagin étaient complètement envahies par le mal, ulcérées.

On pouvait introduire facilement une sonde métallique dans la vessie, et si alors on mettait le doigt dans le vagin, on sentait l'urèthre entamé par la tumeur qui finissait au niveau du col de la vessie. On sentait également de l'induration dans le tissu cellulaire à droite du pubis.

De plus, on constatait l'induration de quelques glandes vaginales qui étaient hypertrophiées, douloureuses. Quelques-unes de ces glandes étaient rouges et prêtes à s'ulcérer.

Je pensai à un cancroïde qui s'étendait sur toute la longueur de l'urèthre dans le tissu cellulaire voisin. Dans ce cas encore, le début de la maladie avait été dans le vestibule autour de l'orifice de l'urèthre.

Le traitement palliatif seul avait été indiqué.

Depuis je n'eus aucune nouvelle de la malade.

OBSERVATION XXVI (de M. SCHLESINGER)

M. S..., 58 ans, souffrait depuis plusieurs années d'un prolapsus de la matrice, et mourut le 20 avril 1867 dans un état très cachectique. A l'autopsie, on trouve un état cachectique très prononcé, une pneumonie hypogastrique dans le lobe inférieur droit, une bronchorrhée chronique, un emphysème et une endartérite déformante.

Le corps utérin de grandeur et de forme normales se trouve derrière le bas-fond de la vessie qui est très large et très dilaté. Les trompes sont normales, les ovaires sont atrophiés par des cicatrices.

Les grandes et les petites lèvres sont flasques, le clitoris est petit.

La muqueuse du vestibule de la vulve est excoriée et superficiellement exulcérée, elle recouvre une tumeur arrondie, qui s'étend de la base du frein du clitoris en bas, vers le méat urinaire externe et vers le tubercule vaginal.

La tumeur, qui a un diamètre de 2 à 2 centimètres et demi, est perforée par l'urèthre, de sorte que ce dernier s'abouche sur le sommet de la néoplasie. Par le palper seul, on ne peut pas se faire une idée exacte de l'étendue de cette tumeur assez résistante, sous laquelle le tubercule vaginal induré et recouvert de plusieurs couches épidermoïdales assez épaisses, fait saillie sous forme d'une crête mamelonnaire, aplatie, grosse comme une noisette. Le vagin est large, sa paroi antérieure faisant hernie est plissée, la muqueuse est épaissie comme du cuir et très dure. La vessie contient 750 gr. d'une urine trouble, elle a une capacité grande comme une tête d'enfant. La couche musculaire a une épaisseur de 4 à 5 millim., les trabécules sont proéminentes, la muqueuse tachetée par ci par là par des ecchymoses d'un rouge foncé. La paroi postérieure de la vessie présente à sa partie inférieure une excavation grande comme la paume d'une main, très nettement limitée par le vagin, c'est-à-dire vers sa paroi prolabée.

L'urèthre paraît plus court, replié sur lui-même. La muqueuse est pâle, perforée par plusieurs petites ulcérations allongées, qui sont rangées dans la direction longitudinale du canal ; un liquide blanchâtre, trouble, sort de ces pertuis. Les bords de ces ulcérations sont déchiquetés et minés sur une étendue de 1 millim. Sur la partie antérieure de la paroi inférieure de l'urèthre on voit, entre deux petits abcès qui l'entourent, un pli qui correspond au verumontanum chez l'homme. L'orifice externe de l'urèthre est excorié. L'urèthre lui-même est assez étroit et comprimé sur les côtés.

Tout l'urèthre est enveloppé en arrière par une tumeur tout à fait symétrique, grosse comme une châtaigne, qui intéresse surtout la paroi inférieure. Cette néoplasie paraît plus large en haut et en arrière et devient plus étroite en bas et en avant. La tumeur elle-même n'atteint le méat urinaire que sur la paroi inférieure ; elle se trouve par conséquent localisée dans la cloison uréthro-vaginale, elle contourne la périphérie latérale de l'urèthre et se prolonge sur sa paroi supérieure par une commissure étroite. Le bord supérieur de la tumeur correspond exactement à l'excavation sus-mentionnée de la paroi vésicale postérieure. Sur la coupe, on voit que la tumeur est assez nettement séparée des parties voisines sans posséder une véritable capsule propre. Surtout du côté du vagin elle est entourée par un faisceau de tissu conjonctif bien limité. La tumeur est formée par un stroma de couleur assez claire, perforé par de grandes cavités communicantes entre elles, qui, sur pression, laissent sortir un liquide gris blanchâtre, crémeux. Après avoir essuyé ce liquide visqueux, il reste un système de trabécules denses, épaissies, qui ressemblent assez à un tissu caverneux à grosses cloisons. L'utérus est un peu allongé, comme étiré. La portion allongée correspond au col ; le tissu interne est dur, exsangue.

L'examen microscopique de la tumeur montra qu'on avait affaire à un cancroïde à cellules épithéliales pavimenteuses. Le liquide crémeux était presque entièrement formé par des éléments qui tantôt se trouvaient en état de déliquescence, tantôt avaient conservé leurs formes aplaties, polygonales, avec un ou deux noyaux. Le stroma est surtout formé par un tissu conjonctif fibrillaire, qui rangé en des faisceaux assez larges contourne les grandes aréoles ; dans les cloisons plus épaisses on trouve des couches minces de fibres musculaires lisses qui suivent en général les traînées du tissu conjonctif ; par ci, par là cependant on rencontre, même dans ces trabécules plus minces, quelques faisceaux très fins de fibres lisses.

Sur des coupes pratiquées au rasoir, on voit que le stroma se prolonge dans les aréoles plus grandes sous forme de papilles et de massues. Dans le stroma même, on retrouve tantôt de petites aréoles rondes remplies de masses cancroïdales, tantôt des formations ressemblant à des acini à l'intérieur desquelles on observe également une prolifération papillaire du stroma. On a été frappé de trouver que dans les acini plus petits les papilles, de même que la paroi elle-même, étaient couvertes d'un épithélium qui ressemblait plutôt à un épithélium cylindrique.

Il s'agit donc, dans ce cas, d'un véritable cancroïde péri-uréthral chez la femme.

OBSERVATION XXVII (de M. BARDENHEUER)

Cas de carcinome du méat urinaire chez une femme de 30 ans, née à Cologne, entrée le 24 septembre 1875, morte le 28 octobre 1875 d'une hydronéphrose.

Mme X..,, âgée de 30 ans, souffrait depuis plus d'un an en urinant. Environ cinq mois après, elle remarqua pour la première fois l'apparition d'une tumeur au méat urinaire. La malade avait, dit-elle, été opérée plusieurs fois pour cette tumeur. A son entrée à l'hôpital, on remarquait autour du méat urinaire une tumeur ulcérée, grosse comme une noisette, la surface de cette ulcération s'étendait au loin dans l'intérieur de l'urèthre et sur la paroi vaginale. Le fond de l'exulcération était excavé, le pourtour en était dur et infiltré, en la pressant on ne pouvait pas en faire sortir de boyaux épithéliaux. A l'aine, se trouvait un ganglion suppuré. On ne pouvait pas faire un diagnostic précis, car des symptômes différentiels très importants manquaient ; néanmoins, malgré l'absence de certains symptômes syphilitiques, on a cru devoir instituer un traitement spécifique qui, cependant, resta négatif.

Le 22 octobre, la tumeur fut grattée avec la curette tranchante, et on constata qu'elle s'étendait jusqu'à la vessie.

La malade mourut le 28 octobre d'une atrophie rénale et d'une hydronéphrose bilatérale. Les deux uretères avaient l'épaisseur d'un petit doigt, le rein droit était atteint de dégénérescence cystique, il ne restait presque plus rien du tissu rénal ; dans le rein gauche, on pouvait encore constater quelques restes de la substance corticale. Il y avait en outre une tuberculose des deux poumons.

OBSERVATION XXVIII (de M. THOMAS).

Il s'agit d'une femme mariée, âgée de 29 ans. Depuis deux mois, elle a aperçu un écoulement vaginal rougeâtre, qui s'est graduellement transformé en hémorrhagie. En même temps, elle a remarqué un néoplasme, qui occupait le vestibule du vagin. En examinant la malade, le chirurgien trouva une tumeur grosse comme une noisette, qui sortait de l'urèthre ; il fit le diagnostic de carcinome et on se déclara pour l'opération, de concert avec le médecin ordinaire de la famille, quoique celui-ci ait hésité quelque temps, craignant d'un côté qu'il n'en résultât une incontinence d'urine à laquelle la malade serait condamnée pour le reste de ses jours, et en pesant, d'autre part, les chances d'une guérison radicale. On a enlevé la tumeur par le galvano-cautère en même temps que l'urèthre entier. Le néoplasme a été examiné par M. le Dr F. Delafield, qui a confirmé le diagnostic de carcinome. La malade a quitté la clinique. Elle est guérie et ne souffre pas d'incontinence d'urine (21 décembre 1876).

OBSERVATION XXIX (de M. WINCKEL).

Au mois de juillet 1878, entre à ma clinique une femme brune, âgée de 58 ans, un peu anémique, assez maigre. Elle avait perdu ses parents dans son enfance, de maladie inconnue.

Étant jeune, elle a eu la rougeole, et, plus tard, à ce qu'elle nous dit, une fièvre nerveuse, puis une maladie de l'estomac. Elle a été réglée pour la première fois à l'âge de 19 ans; ses menstrues, qui duraient trois à quatre jours et qui revenaient toutes les quatre semaines, ont cessé à l'âge de 47 ans. Elle a eu huit accouchements qui ont été laborieux, mais n'ont point sollicité d'opération obstétricale. Elle a nourri elle-même tous ses enfants. Depuis longtemps déjà, des douleurs sacro-lombaires la font souffrir; ces douleurs ont même augmenté d'intensité dans ces dernières années. Les selles sont quelquefois difficiles et, depuis huit jours, elle rend un liquide rougeâtre par les organes génitaux.

Examen de la malade. — Le ventre est plat, sans tumeurs, les ganglions inguinaux ne sont pas tuméfiés, la vulve, le vagin et l'utérus sont à l'état normal. Le méat urinaire, au contraire, est élargi et présente une ulcération en forme de cratère, avec bords durs et infiltrés; l'urèthre est profondément épaissi, mais cet épaississement n'atteint pas le sphincter vésical. La paroi vaginale au-dessus de l'urèthre est lisse. Les parois de la vessie sont intactes, minces et douloureuses. Nous diagnostiquons un épithélioma primitif de la muqueuse uréthrale à cause du siège circonscrit de la tumeur.

Opération. — Le 19 juillet 1878, sur un cathéter métallique épais, qui avait été introduit dans la vessie, j'incisai le canal de l'urèthre en trois portions jusqu'à l'endroit où finissait le néoplasme ; je fis en même temps les ligatures. J'enlevai ensuite la tumeur, grosse comme une noix, qui se trouvait autour du cathéter et je recouvris la blessure avec la muqueuse uréthrale, qui avait été détachée. L'hémorrhagie fut assez considérable ; on plaça cinq ligatures et on fit sept sutures. Le cathéter fut laissé à demeure dans la vessie. La narcose a été bonne. La blessure guérit presque par première intention. La malade partit le douzième jour après l'opération, à peu près complètement guérie. Depuis cette époque, elle ne s'est pas représentée à nouveau (1881) ; il y a donc tout lieu de croire qu'elle est prémunie contre la récidive.

Description anatomique de la tumeur. — Coupe faite suivant la direction longitudinale sur la face supérieure. La tumeur extirpée, de la grosseur d'une noix, présentait un canal à parois épaisses de 1 centim. environ, ce canal avait une longueur d'environ 3 centim. La surface interne de ce canal, c'est-à-dire la lumière de l'urèthre, montrait un tissu détruit, sanguinolent, rugueux, friable. A la face inférieure du canal, on remarquait une portion de muqueuse vaginale presque intacte, qu'on avait enlevée avec lui.

W.   8

Sur une coupe verticale, pratiquée à travers la tumeur, le Dr Birch-Hirsch-feld constata qu'en un point la muqueuse du vagin était en voisinage immé-diat avec le tissu gris blanchâtre néoplasique. A la coupe, ce tissu était friable, granuleux, parcouru de petits points blancs jaunâtres. L'examen microscopique confirma complètement ces données.

Examen microscopique. — Des tractus solides, formés de cellules épithéliales pavimenteuses, étaient séparées les uns des autres par des faisceaux de fibres musculaires. Tout près de l'urèthre commençait une destruction de ces tractus; car dans quelques-uns d'entre eux des cavités centrales s'étaient formées. A la surface libre du néoplasme, vers la lumière uréthrale, sur les tractus de cancroïde en voie de destruction, s'était déposé un pigment brunâtre, granuleux et quel-ques globules sanguins rouges conservés. La tumeur était séparée de l'épithé-lium vaginal par la muqueuse du vagin qui était normale, abstraction faite d'une notable infiltration parvicellulaire ; seulement, en un point, dans la partie anté-rieure de l'urèthre, on remarquait une participation de l'épithélium vaginal à la prolifération, parce qu'il envoyait dans la muqueuse de sa partie inférieure des prolongements interpapillaires. Ces prolongements se bifurquaient en partie et n'étaient séparés des tractus cancéreux voisins que par d'étroites bandelettes de tissu conjonctif.

OBSERVATION XXX (de M. WINCKEL).

Une femme, âgée de 36 ans, dont la mère est morte d'hydropisie, le père d'apoplexie, a encore un frère et une sœur qui vivent et sont bien portants. Elle a été réglée pour la première fois à l'âge de 21 ans ; elle a accouché facilement six fois d'enfants qui sont encore vivants, et a fait en outre trois fausses couches. Deux ans avant son dernier accouchement, un médecin lui a enlevé, au moyen d'une ligature élastique, une tumeur grosse comme une prune qui siégeait aux organes génitaux. Après son dernier accouchement, en mai 1877, il s'est pro-duit un durcissement de l'urèthre qui, jusqu'en janvier 1878, n'a pas porté d'entraves à la miction. Depuis cette époque, la malade a été forcée de se cathétériser plusieurs fois par jour, et ce n'est qu'en juin 1878 qu'elle a pu de nouveau uriner spontanément, non sans ressentir de vives douleurs dans la région lombaire droite, qui accompagnaient la miction et qui étaient tellement fortes que la malade a failli s'évanouir chaque fois.

Examen. — Cette malade est une brune à l'aspect gras; les ganglions ingui-naux ne sont pas tuméfiés ; l'urèthre et le col de la vessie sont indurés, le méat urinaire est déchiqueté et dilaté. A l'orifice uréthral sort une masse nau-séabonde, sanguinolente, brunâtre. A 1 centim. en arrière du méat se trouve une fistule uréthro-vaginale. En cathétérisant la malade, nous constatâmes une infection secondaire de la vessie ; aussi avons-nous cru qu'une extirpation de l'urèthre ne nous serait cette fois d'aucune utilité. On se borna donc à faire un traitement symptomatique, consistant en suppositoires calmants introduits dans le rectum. Les forces de la malade lui permirent quelque temps de vaquer à ses

occupations et de se faire soigner à la consultation externe ; mais, le 12 octobre 1878, des douleurs très vives la forcèrent de se faire admettre à ma clinique.
Comme elle ne pouvait pas uriner, on essaya vainement de la sonder ; l'assis-

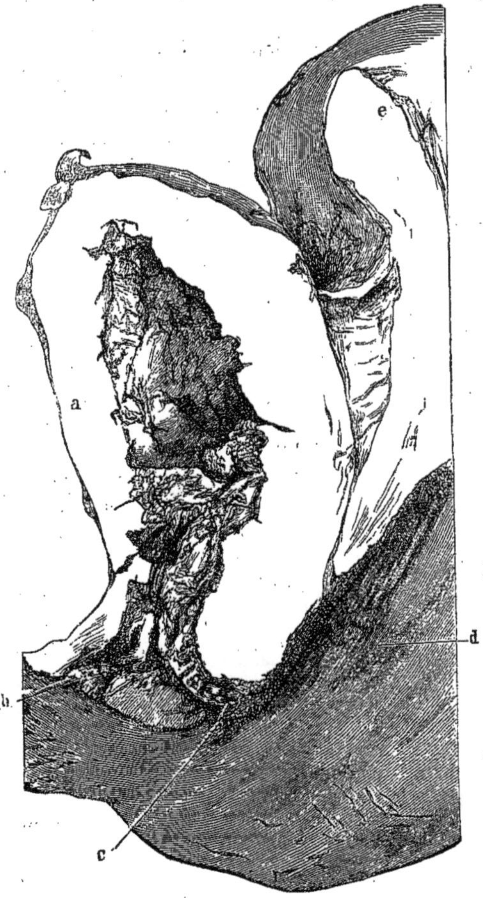

FIG. 4. — Épithélioma primitif de l'urèthre. Épithélioma secondaire de la vessie.
Fistule uréthro-vaginale.

a, paroi antérieure de la vessie ; *b*, orifice uréthral externe ; *c*, fistule uréthro-vaginale ; *d*, vagin ; *e*, cavité utérine.

D'après WINCKEL. *Die Krankheiten der weiblichen Harnröhre und Blase.*
Stuttgart, 1885, p. 58.

tant ne put pénétrer dans la vessie, la sonde se trouvant arrêtée par un calcul,
mais il put néanmois diagnostiquer que la vessie n'était pas pleine.

Bientôt on observe 120 pulsations ; la température atteint 39º,4 ; un frisson se déclare et dure dix minutes. Le lendemain, la température tombe à 37º,4 ; la malade se sent mieux ; ses douleurs ont disparu sous l'influence de la morphine et de la chaleur. Le 14 octobre, sous le chloroforme, on retire de l'urèthre deux calculs, et deux autres de la vessie ; ces calculs étaient à peu près de la grosseur d'une cerise. Le lendemain soir, 15 octobre, la malade mourut.

Autopsie. — La peau est gris jaune, la graisse sous-cutanée a complètement disparu, les muscles sont brun foncé et humides. Dans la cavité pleurale gauche, il y a un épanchement fibro-purulent. Les lobes supérieurs des deux poumons sont emphysémateux, les lobes inférieurs congestionnés et comprimés par le diaphragme. Le cœur est en systole, presque vide. Le myocarde est dur, d'un rouge brun, la valvule mitrale est épaissie et recouverte de petites végétations verruqueuses d'un rouge pâle. A l'ouverture du ventre, il sort une assez grande quantité d'un liquide libre mélangé de sang et de pus. Ce liquide se trouve surtout dans le petit bassin, collectionné entre les intestins agglutinés et dans les recessus formés par les organes de cette région. La séreuse péritonéale est épaissie, vivement injectée et recouverte de fibrine ; la séreuse vésicale présente les mêmes altérations. De là, l'infiltration purulente du tissu conjonctif rétro-péritonéal se continue le long des muscles iléo-psoas, jusqu'aux reins surtout du côté gauche. Poids du foie, 2,270 gr. Il adhère au diaphragme à plusieurs points et présente sur les endroits libres, surtout au-dessus du lobe gauche, une couche jaune purulente formée par de la fibrine. La rate pesait 160 gr., elle était petite, peu consistante ; sa capsule était un peu épaissie, le tissu est très pâle et mou.

Les deux reins sont volumineux ; leur revêtement péritonéal, surtout du côté gauche, présente une infiltration purulente assez étendue ; les calices rénaux sont considérablement élargis, leur surface est dyschromateuse, couverte de petits foyers hémorrhagiques et infiltrée de sels phosphatiques et de pseudo-membranes. Ce processus était plus prononcé du côté gauche où l'on a trouvé plusieurs foyers purulents dans la substance corticale et médullaire ; la substance corticale est, des deux côtés, atteinte de dégénérescence graisseuse avancée. Le pancréas était très dur, l'infiltration purulente du tissu conjonctif rétro-péritonéal s'est continuée jusque dans le tissu cellulaire de la capsule pancréatique.

Les ganglions rétro-péritonéaux, lombaires et inguinaux, sont légèrement tuméfiés, mais ne renferment pas de dépôt cancéreux.

La vessie est petite, contractée, de la grosseur d'une pomme ; la couche musculaire, épaisse de 1 centim., avait une couleur pâle colloïde ; sa surface interne est inégale, piquetée de foyers hémorrhagiques, couverte de pseudo-membranes d'un jaune vert. Elle contient à sa partie postérieure deux calculs peu adhérents dont l'un était gros comme une cerise et l'autre deux fois plus gros. Il y avait en outre, sur la paroi vésicale postérieure, des concrétions diffuses formées par des cristaux de phosphate ammoniaco-magnésien.

L'urine était trouble et exhalait une odeur forte d'ammoniaque.

L'urèthre est couvert dans toute sa longueur d'excroissances irrégulièrement villeuses; sa paroi est fortement infiltrée et cette infiltration s'étend jusqu'à la muqueuse vaginale. A la place du méat urinaire, se trouve une tumeur excavée en forme de cratère et entourée par des bords infiltrés de dépôts cancéreux; l'excavation de la tumeur atteint une pièce de deux francs.

L'utérus est de grandeur moyenne, un peu repoussé en arrière. Les ovaires sont petits. Sur la capsule de l'ovaire gauche, on trouve un follicule pédiculé en état de dégénérescence fibreuse. Les trompes sont de largeur moyenne, congestionnées du côté des franges. Le vagin est large, flasque.

A la nymphe droite se trouve un lipome pédiculé.

L'épaisseur de l'urèthre est de 1 centim. à la paroi supérieure et de 2 centim. à la paroi inférieure.

OBSERVATION XXXI (de M. PÉAN).

Mme L. P..., 54 ans, couturière, entre le 26 octobre 1880, salle Sainte-Marthe. Pas d'hérédité. Pas d'antécédents diabétiques. Variole à deux reprises différentes, dans l'enfance et à 16 ans. Menstruation régulière de 16 à 48 ans. Nullipare. En avril 1880, elle commença à éprouver du ténesme vésical. Miction fréquente. Brûlure de l'urèthre au passage de l'urine. Elle constata en même temps la présence d'une tumeur à l'entrée du méat urinaire; cette tumeur acquit bientôt le volume du pouce, elle était indolente à la pression. Le 20 mai, ablation de cette tumeur à la maison Dubois. La plaie chirurgicale ne s'est jamais complètement cicatrisée. Récidive sur place qui l'amène à l'hôpital.

État actuel. — Le méat urinaire et l'espace compris entre cet orifice et le vagin sont le siège d'une tumeur ulcérée, végétante, à surface rouge, saignante, baignée de pus, d'ichor et de débris épithéliaux. En pratiquant le toucher vaginal, pendant qu'un cathéter est introduit dans l'urèthre, on sent que la cloison uréthrovaginale est indurée, hypertrophiée, envahie par le tissu morbide dans la moitié de sa hauteur. Le mal ne s'étend pas jusqu'à la vessie. Dysurie depuis deux mois, la malade est obligée de se sonder. On trouve dans l'aine gauche un ganglion du volume d'une noix, présentant les caractères de l'inflammation aiguë simple; œdème, congestion des téguments. Élévation de la température locale. Diagnostic : Épithélioma.

Opération, 30 octobre 1880. — Chloroforme. La malade étant couchée sur le lit d'opération, dans le décubitus dorsal, le bassin soulevé, les jambes fléchies sur les cuisses, les cuisses écartées et fléchies sur le bassin, nous appliquons contre la cloison recto-vaginale une valve de Sims, et sur les parois latérales du vagin, des valves de Récamier. Un cathéter étant maintenu dans l'urèthre pour nous servir de guide, nous faisons, avec le thermocautère, sur la cloison uréthro-vaginale une incision médiane dépassant en haut les limites du mal, remontant, par conséquent, au delà de la moitié de la profondeur du vagin. Le plancher de l'urèthre étant ainsi ouvert, nous enlevons le tissu morbide, à droite et à gauche de notre incision. Nous sommes ainsi obligé d'empiéter sur les parois latérales du vagin. Tous les tissus que nous traversons sont extrêmement durs et notablement hypertrohiés. La paroi supérieure de l'urèthre, refoulée contre le pubis, est aussi malade. Nous la détruisons complètement. L'opération faite, aussi largement que possible, nous plaçons une sonde à demeure dans la vessie. Pansement à plat avec des compresses de tarlatane imbibées d'eau légè-rement phéniquée. Glace en permanence sur le ventre. Cataplasme sur le gan-glion inguinal enflammé T. S. 37°; P. 80.

Le 31 octobre. T. M. 37°; T. S. 38°; P. 92. Inappétence. État local satis-faisant. Pas de douleurs abdominales. Lavages avec l'eau alcoolisée phéniquée.

Le 1er novembre. T. M. 37°,8; T. S. 38°,4; P. 94. Sueurs abondantes la nuit dernière. Sommeil court et agité. Pas d'appétit. Rien d'anormal du côté de l'abdomen.

Le 2. T. M. 37°,2; T. S. 37°,8; P. 78. La nuit a été meilleure. La malade a mangé bouillon, potage, œufs. État local et général satisfaisant. A partir de ce moment, la suppuration s'établit, la température reste normale. On laisse la glace sur le ventre jusqu'au huitième jour. Sous l'action des cataplasmes l'adénite inguinale a disparu. La cicatrisation marche lentement et régulièrement. Elle est assez avancée le 16 décembre pour que la malade puisse se soigner chez elle. La guérison est assurée.

Observation XXXII (de M. Richet).

Mme X..., âgée de 64 ans, a toujours joui d'une bonne santé générale ; il y a vingt-quatre ans, elle a présenté un fibrome utérin qui s'est éliminé spontané-ment sous l'influence de l'ergot de seigle. Depuis dix-huit ans, elle a constaté l'existence d'une leucorrhée peu abondante.

La ménopause est venue vers l'âge de 50 ans. Il y a cinq ans environ, la malade éprouva des démangeaisons à la vulve et des douleurs à la miction. Depuis six mois, ces symptômes se sont notablement aggravés ; pour la pre-mière fois, il survint une perte abondante qui prit, il y a deux mois environ, les caractères d'une véritable hémorrhagie ; la malade consulta, à diverses reprises, son médecin, qui se borna à quelques injections banales.

Lorsqu'elle se présenta la première fois à M. Richet, il fut facile de constater un notable rétrécissement de la vulve, dû à une dureté siégeant au niveau du vestibule. Par l'examen direct, M. Richet constata tout autour de l'urèthre, mais surtout à gauche et en haut, une ulcération à bords indurés, saignant au moindre contact et à la surface de laquelle existaient une série de granulations semblant se prolonger sur la muqueuse uréthrale. La palpation de la face infé-rieure du canal, faite sur une sonde, permit de reconnaître que l'induration ne dépassait pas sur cette face une étendue de 1 centimètre et demi au pourtour du méat urinaire. Pas de rétention d'urine.

En présence de ces signes, qui permettaient d'affirmer la nature maligne de l'affection, M. le professeur Richet proposa l'extirpation qui fut acceptée par la malade.

Le manuel opératoire fut simple.

Une sonde métallique fut introduite dans l'urèthre et la partie infiltrée fixée à cette sonde à l'aide d'une pince à griffes. L'extirpation au bistouri fut des plus simples et consista dans l'excision circulaire de toute la partie antérieure du canal ainsi fixé sur la sonde.

Il n'y eut aucun trouble consécutif, la plaie se cicatrisa rapidement. M. le professeur Richet a revu récemment la malade, cinq mois après l'opération. Le jet d'urine est légèrement dévié en arrière, mais il n'existe pas de rétrécissement.

L'examen microscopique a été fait par M. le Dr Brault.

La tumeur a été trouvée formée uniquement de boyaux tapissés d'épithélium cylindrique sur plusieurs couches.

Quand on considère une cavité isolément, on voit que l'épithélium est supporté par des végétations papillaires très irrégulières de forme, et de dimensions très différentes. Le tissu conjonctif de ces papilles est presque exclusivement embryonnaire. Tout autour des boyaux épithéliaux, il existe des vaisseaux capillaires extrêmement dilatés, et même, dans la partie profonde de la tumeur, de véritables hémorrhagies interstitielles.

Sur la face libre, la tumeur est exulcérée, et quelques cavités viennent s'ouvrir à la surface.

La tumeur est encore d'un trop petit volume pour pouvoir affirmer qu'on est en présence d'un épithélioma au début. Cependant l'abondance du tissu conjonctif jeune, la présence d'hémorrhagies interstitielles et l'irrégularité du revêtement épithélial dans les cavités les plus grandes, sont bien plus en rapport avec l'hypothèse d'un épithélioma qu'en faveur d'une production glandulaire simple.

OBSERVATION XXXIII (de M. PICQUÉ).

Mme Joséphine L..., 60 ans, marchande des quatre saisons, entre le 16 novembre 1887 dans mon service, à l'hôpital Laënnec, salle Chassaignac.

Cette malade, mariée à l'âge de 18 ans, a eu deux grossesses sans incident. Pas de troubles de la menstruation. Il y a trois ans, elle fut atteinte de prolapsus utérin et porta, depuis lors, une ceinture hypogastrique. Je tiens à faire remarquer, qu'au dire de la malade, ce prolapsus serait survenu progressivement et sans effet préalable.

Il y a dix-huit mois, elle a eu des coliques hépatiques et de l'ictère.

Dans ces derniers temps, le prolapsus augmenta davantage ; néanmoins, elle put continuer son métier.

Ce n'est que dans ces dernières semaines que les douleurs ont augmenté, en même temps qu'apparaissaient, pour la première fois, des troubles de la miction (fausse incontinence d'urine) qui décidèrent la malade à entrer à l'hôpital.

État actuel. — L'état général de la malade ne présente rien de particulier.

Du côté des urines, les mictions sont très fréquentes ; la malade urine jusqu'à vingt et trente fois par jour en éprouvant des sensations de brûlures. Ni sucre ni albumine dans les urines. Il n'y a jamais eu d'hématuries.

En examinant la malade, on constate une tuméfaction considérable formée par l'utérus en prolapsus. Le col utérin est situé au pôle antérieur de la tumeur, dont la surface est sillonnée de larges ulcérations transversales.

Entre les petites lèvres, à la partie supéro-antérieure on voit la tumeur du volume d'une petite noix, d'aspect mûriforme, noirâtre sur sa surface libre qui est ulcérée et gangrenée. Cette tumeur est canaliculée ; à son sommet s'ouvre le méat urinaire ; en arrière, la tumeur est rattachée au vestibule par une sorte de pédicule rouge ou peu induré.

La tumeur en totalité présente une consistance dure. Cette consistance se retrouve aussi au niveau du pédicule rougeâtre, déjà signalé, mais disparaît sur le pourtour du vestibule où s'implante la tumeur.

Le cathétérisme de l'urèthre par le milieu de la surface libre de la tumeur est assez facile.

Il n'existe pas d'engorgement ganglionnaire.

Je tiens à dire ici que la malade ne peut nous donner aucun renseignement sur l'âge probable de la tumeur. Ce que nous savons, c'est que les troubles de la miction sont de date récente.

Le 21 novembre, je pratique sous chloroforme, l'ablation de la tumeur au thermocautère, selon le procédé indiqué par M. Richet dans l'observation publiée par Lahaye, dans sa thèse.

Aucun incident opératoire ne doit être noté.

La malade, revue au bout de trois mois, présentait de l'incontinence d'urine. Pas de trace de récidive.

OBSERVATION XXXIV (de M. Lwow).

Le cancer primitif de la muqueuse de l'urèthre est très rare. N'ayant trouvé, dans la littérature dont je dispose, aucune communication qui concerne le cancer primitif de la muqueuse uréthrale, je considère le cas observé par moi l'année dernière comme assez important et instructif pour justifier sa publication.

Le 19 novembre 1888, entre dans notre service de gynécologie, Olympia S..., âgée de 46 ans, veuve, qui se plaint de fréquence, de difficulté et de douleurs de la miction. Elle ne présente ni antécédents héréditaires, ni personnels.

Réglée à 14 ans ; régulièrement, toutes les trois semaines, ses menstrues durent de trois à quatre jours et persistent encore maintenant. Mariée à 18 ans, elle a eu trois enfants. Les suites de couches ont été bonnes. Les premiers troubles ont apparu il y a dix ans. Elle souffrait de légères douleurs pendant la miction. Ce n'est que depuis deux ans que la miction est devenue douloureuse et difficile et que la malade a été obligée de se soigner. Les médecins ont diagnostiqué une tumeur bénigne du méat urinaire. Le traitement interne n'a pas donné de bons résultats. On a enlevé les végétations, polypes, qui ont reparu très vite. Au mois de mai 1888, la malade est venue me consulter. J'ai constaté de nombreuses végétations polypiformes au méat, qui gênaient le cathétérisme. Je les ai enlevées, en partie par la ligature, en partie avec les ciseaux, et la malade nous a quittés guérie. L'amélioration ne persista pas longtemps. Au mois de juillet, elle a recommencé à souffrir de son urèthre. Au mois d'août, elle a aperçu de nouvelles végétations au même endroit. Au mois de septembre, elle est revenue à Kasan pour subir une opération à cause de la miction excessivement douloureuse et fréquente.

État actuel. — S..., d'une taille élevée, de constitution moyenne, est très maigre, sans tissu adipeux sous-cutané. Les muqueuses sont pâles. Poumons normaux. Abdomen convexe, non douloureux à la palpation. Du méat urinaire externe sort un paquet de végétations rosâtres, molles, de 1 centim. de longueur, dont quelques-unes saignent au moindre attouchement. En les examinant plus attentivement, on voit que ces végétations prennent naissance dans la muqueuse urèthrale et qu'elles obstruent complètement l'urèthre. Les bords du méat sont indurés, plus profondément les parois de l'urèthre sont normales et légèrement augmentées de volume. Le méat externe est dilaté en forme de cratère. En introduisant une sonde, on constate que les végétations ne sont pas limitées au méat, mais qu'elles occupent les deux tiers de l'urèthre ; on sent que la sonde passe difficilement au commencement, qu'elle se perd dans les plis, de sorte qu'on est obligé d'aller lentement, attentivement, en faisant de petits mouvements ; arrivée près du col de la vessie, elle passe facilement. Le cathétérisme provoque de vives douleurs et une uréthrorrhagie assez abondante.

La vessie est normale. L'urine, au point de vue quantité et qualité, est normale. L'orifice du vagin n'est ni hyperhémié, ni douloureux. Pas de pertes blanches. Les organes génitaux sont normaux et sains. Pas de gonocoques dans l'écoulement vaginal ni dans l'urine. Voilà à peu près tout ce qu'on a trouvé par l'examen et par l'interrogatoire de la malade. Il a fallu faire le diagnostic entre le condylome ou un néoplasme bénin ou malin.

En considérant l'histoire de la maladie, l'examen bactériologique (absence de gonocoques) et surtout le fait que les végétations ont reparu peu de temps après l'ablation et que l'état anatomique des parois urèthrales a subi un grand changement, on a posé le diagnostic de cancer. Mais pour le préciser, il a fallu faire l'examen microscopique, qu'on a confié à M. Petroff, prosecteur du laboratoire de pathologie de la Faculté de médecine. M. Petroff a trouvé un cancer à cellules épithéliales plates.

Opération, le 20 septembre 1888. — On a enlevé avec des ciseaux toutes les végétations, y compris la muqueuse urèthrale, tout autour du méat, en attirant celle-ci avec des pinces. On s'est ainsi trouvé en face d'un canal qui a laissé passer un doigt. Grâce à cette largeur, on a pu continuer l'opération, en saisissant la muqueuse uréthrale avec le néoplasme et en l'excisant aux ciseaux. Peu à peu on est arrivé jusqu'au col de la vessie, où l'on a trouvé les parois normales. Après s'être assuré d'avoir bien enlevé le néoplasme avec toute son implantation, on a bien lavé le canal avec une solution (1/2000) de trichloriodure (?) et badigeonné le canal au chlorure de fer. Pansement à la gaze iodoformée. Les suites de l'opération furent normales.

On a sondé la malade pendant quinze jours ; pendant les cinq premiers jours on faisait le pansement de l'urèthre à la gaze iodoformée. La malade a pu uriner spontanément à partir du cinquième jour, mais la miction était très douloureuse. Ce n'est qu'à partir du 5 octobre que la miction est devenue complètement normale et facile. L'exploration a montré qu'il n'y avait pas de rétrécissement de l'urèthre. La sonde dont on s'est servi ordinairement entrait facilement dans la vessie. Le 5 octobre 1888, la malade a quitté Kasan guérie. Le 2 avril 1889, elle a été revue. Elle dit que depuis l'opération elle a toujours été bien portante, et que la miction a été facile. Le méat est complètement normal, seulement il paraît un peu moins large que d'habitude ; une sonde Nélaton n° 18 passe facilement dans la vessie, sans provoquer de douleurs. Au toucher vaginal, on ne constate rien d'anormal ; les ganglions de l'aine ne sont pas tuméfiés. En somme, pas de récidive six mois après l'opération.

OBSERVATION XXXV (de MM. WINCKEL et FRANKENTHAL).

Il s'agit d'une femme, âgée de 43 ans.

Antécédents héréditaires. — Le père mourut à la suite d'une hernie étranglée. La mère est morte, il y a vingt et un ans, d'un cancer de l'utérus. Quatre de ses treize frères et sœurs vivent et sont bien portants, les autres neuf sont morts en bas âge. Elle même fut le second enfant.

Elle n'a jamais eu de maladies d'enfants. A l'âge de 17 ans, elle eut ses premières règles, qui, toujours très fortes, duraient huit jours et revenaient régulièrement après quatre semaines. Ménopause depuis quatre ans. Elle accoucha à 21 ans d'un enfant né à terme. L'accouchement fut facile et spontané. L'enfant mourut immédiatement après la naissance.

A l'âge de 27 ans, première maladie. Elle souffrait, surtout pendant les repas, de violentes douleurs gastralgiques, accompagnées de vomissements quelquefois mélangés d'un peu de sang. Au bout de vingt-deux semaines, elle entra en guérison. Elle dit avoir perdu ses cheveux à la suite de cette maladie.

Peu de temps après la cessation de ses règles, elle remarqua des troubles de la miction caractérisés par une intensité, une durée et une répétition variables. Pendant et depuis ce temps, elle souffrait de douleurs lancinantes qui irradiaient des organes génitaux externes dans les membres inférieurs et étaient d'une telle intensité qu'elles la réveillaient même du plus profond sommeil. Ces douleurs persistaient depuis un an, époque à laquelle on excisa dans la clinique un petit fragment du bord de la tumeur pour faire un examen microscopique. Depuis six mois, elle a observé une ulcération à la vulve qui sécrétait un écoulement purulent de mauvaise odeur et qui saignait parfois. Elle faisait souvent des efforts inutiles pour uriner, efforts qui furent toujours très douloureux. Depuis six semaines, elle a remarqué une tumeur grosse comme un œuf de pigeon à la vulve. Jamais d'infection syphilitique.

État actuel. — Femme brune, maigre; sommeil et appétit bons. Garde-robes régulières, miction sans difficultés, mais accompagnée d'une cuisson. Poumons, cœur et estomac normaux. Foie et rate un peu augmentés de volume. Paroi abdominale d'une tension moyenne. L'S iliaque rempli de matières fécales. Les ganglions inguinaux pas tuméfiés. L'urine normale.

Organes génitaux externes. — Il y a une cicatrice à la commissure postérieure

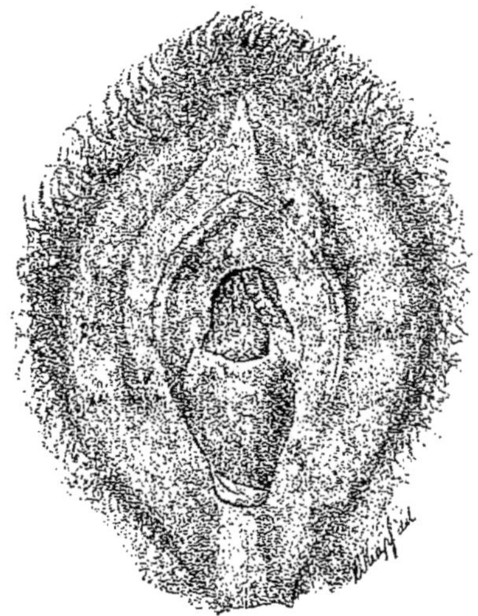

FIG. 5. — D'après LESTER FRANKENTHAL. Ein Fall von primärem periurethralen Carcinom des Weibes. *Münchener med. Wochenschrift*, 1889, n° 12, p. 191.

qui correspond à une déchirure du périnée du deuxième degré. Dans le vestibule, on trouve une tumeur grande comme une noisette, dure, mobile, facile à circonscrire, ulcérée au milieu, qui siège autour et pour ainsi dire au-dessus du méat urinaire, car elle le couvre en partie, qui abaisse le cul-de-sac vaginal antérieur de 3 à 4 centim., et qui obstrue l'entrée du vagin.

La tumeur s'étend en haut jusque tout près du bord supérieur de la symphyse à droite jusqu'au périoste de la branche ascendante du pubis; à gauche, elle permet d'introduire le doigt entre elle et l'os pubis. L'orifice uréthral externe est entouré par une ulcération de forme triangulaire à bords longs de 1 centimètre et demi, à base large de 1 centim., dont le sommet est dirigé vers le clitoris. Les bords sont infiltrés, durs et déchiquetés, surtout du côté droit. Du côté gauche, de haut en bas on voit une granulation large de 3 à 4 centim. Du côté droit, l'ulcération est couverte d'une couche gris jaunâtre.

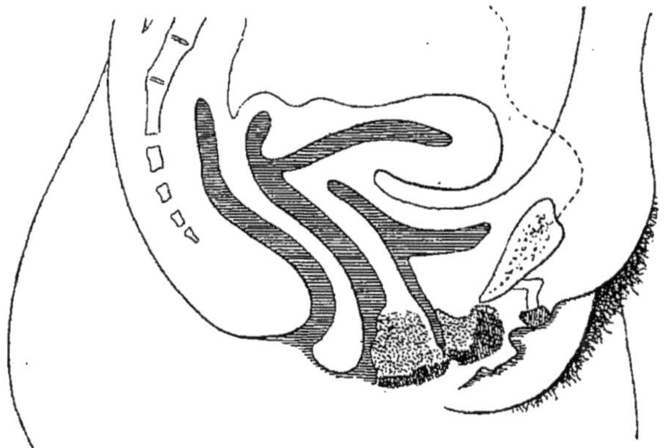

FIG. 6. — D'après LESTER FRANKENTHAL. *Loc. cit.*

Un écoulement muco-purulent sort du vagin. Le vagin est flasque, sauf à sa

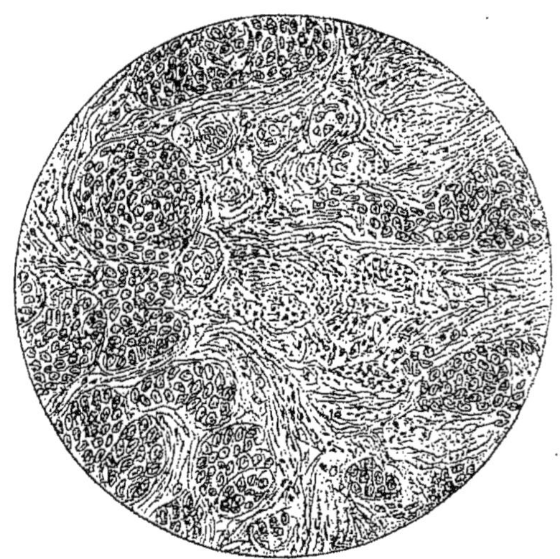

FIG. 7. — D'après LESTER FRANKENTHAL. *Loc. cit.*

paroi antérieure sus-mentionnée. Le col de l'utérus est dirigé en arrière et se trouve à 1 centim. au-dessus des épines sciatiques.

L'utérus est petit, en antéversion, sain.

Opération sous chloroforme le 25 janvier 1889.

Après avoir écarté les lèvres, on prit la tumeur entre deux pinces de Muzeux, et on l'enleva avec le thermocautère de Paquelin ; on fit l'hémostase ou par la ligature ou par la transfixion des vaisseaux saignants.

Après avoir rapproché les bords de la plaie avec des fils de soie, on y suture la muqueuse uréthrale. La tumeur extirpée était grande comme une noix, elle était ulcérée tout autour et en avant de l'urèthre, l'ulcération avait la forme d'un cratère. On a enlevé 3 centim. de la paroi vaginale antérieure et 1 centim. de l'urèthre.

A l'examen microscopique, on constata qu'il s'agissait d'un épithélioma pavimenteux typique.

Une hémorrhagie se montrait le soir même de l'opération, mais elle cessa après l'introduction d'un tampon. La malade urina par la sonde sept heures après l'opération, elle a eu encore une autre miction spontanée ; mais depuis elle souffre d'une incontinence d'urine, qui persiste pendant la nuit. La malade peut, en vidant sa vessie toutes les deux heures, retenir l'urine pendant la journée, mais l'incontinence revient chaque fois qu'elle tousse, qu'elle rit ou qu'elle se promène. Température normale depuis l'opération.

Le 9 février on a été forcé d'enlever une récidive avec le thermocautère ; malheureusement des ganglions infiltrés envahissent la région rétro-symphysienne, de façon à rendre le pronostic très mauvais.

OBSERVATION XXXVI (de M. REICHEL).

Cas I. — M. K..., femme âgée de 64 ans, n'ayant jamais eu d'autres maladies que la rougeole et la fièvre scarlatine dans sa première jeunesse, a souffert depuis à peu près six semaines de douleurs peu intenses pendant la miction, et d'un besoin fréquent d'uriner ; ces troubles ont rapidement augmenté ; depuis environ quatre semaines elle a été tout à fait incapable d'uriner spontanément et forcée de se sonder régulièrement. Elle a accouché une seule fois normalement. Elle entra le 10 septembre 1890 à la clinique chirurgicale de l'hôpital Saint-Jules.

État actuel. — Femme d'une constitution moyenne, maigre, non cachectique ; cœur et poumons normaux. L'entrée du vagin est assez étroite. Sur la muqueuse, tout autour du méat urinaire externe, on aperçoit un grand nombre d'excroissances verruqueuses assez rapprochées les unes des autres, en partie confluentes, qui forment, immédiatement à l'orifice uréthral externe, une tumeur plus volumineuse ayant l'aspect de choux-fleurs. Le méat urinaire a une forme irrégulière et se trouve poussé un peu en arrière. Tout l'urèthre est tuméfié jusqu'au col vésical et très dur. Les excroissances sus-mentionnées pénètrent dans la lumière uréthrale ; il est cependant impossible de préciser jusqu'à quelle profondeur. L'introduction d'une sonde métallique est très difficile, et provoque une uréthrorrhagie assez insignifiante. Les urines sont très troubles et purulentes.

Le vagin est étroit et présente des altérations séniles. L'utérus est remarqua-blement petit, la portion vaginale manque presque complètement. Les ganglions inguinaux des deux côtés sont tuméfiés et atteignent la grosseur d'une noix, ils sont cependant encore mobiles.

Opération, le 11 septembre 1890. — On commença par disséquer la tumeur située dans le vestibule du vagin, autour de l'orifice uréthral externe en la circonscrivant à un centimètre de distance dans le tissu sain, puis on sépara en avant l'urèthre de la symphyse ; en arrière, on incisa la muqueuse vaginale jusque près de la vessie et on enleva l'urèthre avec la cloison uréthro-vaginale par une incision transversale, placée immédiatement en avant du col vésical. La surface de la plaie paraissant suspecte, on a été forcé d'enlever un autre mor-ceau, et d'extirper ainsi l'appareil entier du sphincter musculaire de la vessie. L'incision se trouva alors partout dans du tissu qui semblait sain à l'œil nu ; l'hémorrhagie fut minime, malgré l'état très développé des vaisseaux. On ter-mina l'opération en suturant autant que possible la muqueuse vésicale à la paroi antérieure du vagin, et on ferma le reste de la plaie en majeure partie par des sutures de catgut en surjet, posées sur plusieurs plans. Au-dessous de la sym-physe, un petit angle de la plaie qu'on a remplie de gaze iodoformée resta ouvert. La guérison ne fut pas entravée. La malade ne put retenir son urine à cause de sa fistule vésico-vaginale, et fut forcée de porter un urinal.

Elle ne voulut pas laisser extirper les ganglions inguinaux, et quitta l'hôpital le 13 octobre 1890. On n'a pas pu avoir de ses nouvelles depuis.

L'examen de la tumeur, par le Dr H. UEBERSCHUSS.

La tumeur entourait l'urèthre sur une étendue de 2 centim., mais d'une façon inégale. Elle siégeait surtout sur la paroi postérieure ; elle attei-gnait du côté de la symphyse une épaisseur de 10 millim. et mesurait du côté du vagin 5 millim. L'orifice uréthral est exulcéré, en forme de cratère ; les ulcérations pénètrent dans l'intérieur de l'urèthre. La surface de la tumeur est brunâtre, granuleuse, irrégulièrement mamelonnée et recouverte de très petites excroissances papilliformes rugueuses. On ne trouve plus du tout de muqueuse uréthrale normale, même sous le microscope. L'épithélium manque en beaucoup d'endroits ; le tissu conjonctif sous-muqueux recouvert d'une masse sale, glaireuse, est dénudé. Sur une très grande étendue la muqueuse, siège principal de l'affection, est énormément épaissie et proliférée aussi bien vers la surface sous forme d'excroissances papillaires que dans la profondeur, où l'on voit l'épithélium pavimenteux de la muqueuse se prolonger sous forme de nombreux boyaux cancéreux ressemblant à des glandes tubuleuses de diffé-rente longueur et épaisseur. C'est principalement autour de l'orifice uréthral externe que ce processus pathologique s'est développé ; aussi a-t-on l'impression que la dégénérescence carcinomateuse a débuté à cet endroit pour envoyer des proliférations épithéliales d'abord dans la profondeur du tissu, et pour propager plus tard seulement dans le voisinage, surtout le long de l'urèthre.

Les nombreux boyaux carcinomateux, irrégulièrement enchevêtrés, atteignent leur plus grande longueur au méat urinaire. Ils sont à leur face externe nettement limités du côté du tissu conjonctif qui les séparе les uns des autres ; ils sont formés de plusieurs couches de cellules épithéliales pavimenteuses. Toutes les cellules n'ont pas atteint le même degré de développement : les plus jeunes situées en dehors sont très régulièrement disposées, elles paraissent à la coupe régulières, presque carrées ; elles ont un grand noyau facile à colorer. Vers l'intérieur des boyaux les cellules subissent progressivement un processus de dégénérescence ; elles changent de forme, deviennent polymorphes, perdent la régularité de leur disposition réciproque et leurs propriétés tinctorielles.

Dans quelques-uns de ces boyaux cancéreux, la transparence des cellules a atteint un degré tel qu'on puisse croire à l'existence de véritables vacuoles à l'intérieur de ces masses ; dans d'autres, les cellules sont juxtaposées comme des pelures d'oignon. L'épithélium cylindrique des quelques rares glandes de la muqueuse uréthrale, des glandes de Littre, est également altéré. On trouve par endroits des glandes avec une lumière et un conduit excréteur, dont le revêtement épithélial cylindrique est épaissi et proliféré.

A côté de cette affection carcinomateuse on remarque une notable infiltration inflammatoire du tissu conjonctif péri-uréthral. Les nombreuses cellules migratrices rencontrées un peu partout dans le tissu conjonctif s'agglomèrent surtout autour des parois vasculaires, de sorte que de nombreux vaisseaux à grosse lumière montrent des parois dures, infiltrées, épaissies. Les phénomènes inflammatoires, tout en diminuant vers la périphérie du processus pathologique, dépassent quand même les limites de la dégénérescence cancéreuse. On trouve dans le tissu conjonctif, à côté d'une vascularisation très grande, de véritables hémorrhagies.

La muqueuse vaginale paraît en général saine, mais en quelques endroits elle est épaissie et présente par ci, par là, de petites infiltrations parvi-cellulaires sous-épithéliales groupées en forme de nodules. Directement en avant de l'orifice uréthral externe, cependant, la muqueuse vaginale s'épaissit graduellement, elle s'hypertrophie et on y voit que les cellules épithéliales commencent à se prolonger sous forme de boyaux dans la profondeur entre les papilles ; bref, la muqueuse du vagin subit à cet endroit la même destruction carcinomateuse que celle de l'urèthre.

Sur des coupes microscopiques faites sur le morceau ultérieurement excisé dans le voisinage du col de la vessie, la muqueuse vésicale elle-même paraît atteinte du processus pathologique ; car non seulement on y voit une infiltration parvicellulaire, prodrome de toute inflammation, envahir la muqueuse vésicale, mais on y trouve également de véritables boules cancéreuses, très petites et rares, il est vrai.

OBSERVATION XXXVII (de M. REICHEL).

Cas. II. — Femme âgée de 62 ans. Pas d'antécédents héréditaires. Pas de maladies antérieures. A eu un seul accouchement normal. Les règles ont cessé.

Quatre à cinq semaines avant son entrée à l'hôpital (10 septembre 1890) elle a eu les premiers symptômes de la maladie actuelle, des douleurs cuisantes pendant la miction et un besoin fréquent d'uriner. Il y a cinq à six jours elle a souffert d'une rétention d'urine complète pour laquelle on a été forcé de faire une ponction de la vessie ; depuis ce temps elle a une incontinence par regorgement.

État actuel (10 septembre 1890). — La malade est maigre, assez cachectique ; poumons et cœur normaux. Dans l'hypogastre on sent une tumeur à bords convexes qui, située sur la ligne médiane, monte jusqu'à deux travers de doigt au-dessous de l'ombilic. La percussion donne dans cette région un son mat. Il s'agit de la vessie pleine. Il reste en même temps une incontinence par regorgement qui a provoqué un eczéma assez étendu des organes génitaux externes. L'entrée du vagin est très étroite, d'une part, à la suite des altérations séniles, d'autre part à cause d'une vieille cicatrice dure qui va du côté gauche de la colonne postérieure du vagin jusque dans le périnée. A l'endroit de l'orifice uréthral externe on voit une ulcération recouverte de pus, à bords durs, très épais, à fond irrégulièrement déchiqueté. Cette ulcération se prolonge et dans la lumière uréthrale et sur la paroi antérieure du vagin ; elle est plus grande du côté droit que du côté gauche et se prolonge en avant et en haut sur une distance de 3 centim. Le tubercule uréthro-vaginal est transformé en une tumeur dure sur toute son étendue jusqu'au col vésical, celui-ci y compris. Le revêtement muqueux vaginal est cependant complètement intact à cet endroit. Le cathétérisme de la vessie à travers la tumeur fut extrêmement difficile. On évacua une urine tout à fait normale. Les ganglions inguinaux des deux côtés sont tuméfiés. On ne peut songer à faire une opération radicale dans ce cas. Il s'agit plutôt de procurer un soulagement à la malade. On dilata en narcose l'urèthre et on introduisit une sonde à demeure. La malade quitta l'hôpital le 12 octobre comme incurable. Quelques semaines plus tard, elle revint à la consultation externe dans un état de complète prostration provoquée d'une part par de profuses hémorrhagies répétées dans les masses néoplasiques nécrotisées, d'autre part par la suppuration. La malade, dont on n'a plus eu de nouvelles, est probablement morte peu de temps après.

OBSERVATION XXXVIII (de M. MUNN).

Il s'agit d'une femme, âgée de 64 ans, non mariée, qui, jusqu'à six mois avant son entrée à l'hôpital, a toujours été bien portante. Les règles ont disparu à l'âge de 50 ans. Pas d'antécédents héréditaires, pas de tumeurs malignes dans sa famille. Deux frères sont morts de tuberculose.

Il y a six mois qu'elle a commencé à souffrir pendant et après les mictions et qu'elle a eu de fréquentes envies d'uriner. En même temps elle a eu des douleurs en s'asseyant et elle a observé un écoulement muco-purulent du vagin. Elle a subi un traitement médical et dit ne plus souffrir autant qu'auparavant.

La première chose qui attire l'attention en examinant les organes génitaux externes est l'excoriation de la vulve, du périnée et du siège, provoquée par la sécrétion vaginale, qui est évidemment de nature très irritante. En écartant les grandes lèvres on voit une surface très rouge, gonflée, exulcérée qui entoure le méat urinaire et qui s'étend en haut jusqu'au clitoris. En poussant le périnée en bas on peut exposer la paroi vaginale antérieure à une courte distance et voir comment cette surface ulcérée se continue dans l'intérieur de l'urèthre. Le toucher vaginal nous apprend que cet envahissement interne s'étend assez loin, et que tout le long de l'urèthre jusqu'au col vésical les tissus les plus profonds sont denses, durs et résistants. Cette surface dénudée saigne au moindre attouchement, et la plus légère pression exercée sur l'urèthre fait sourdre du méat urinaire un écoulement purulent assez liquide.

Le col utérin se trouve presque au delà de la portée du doigt, dans l'excavation sacrée ; il paraît normal ; on s'est contenté de ce renseignement assez sommaire, croyant qu'un examen au spéculum n'eût pas donné pour le moment de détails plus précis sur la nature du cas, qu'il eût été au contraire extrêmement douloureux, à cause de l'étroitesse du vagin, de la dureté des tissus et de la sensibilité exagérée de la surface dénudée, ulcérée.

Cette néoplasie est presque sûrement de nature ou épithéliale ou carcinomateuse; mais il reste juste assez de doute pour rendre désirable un examen microscopique des tissus morbides; dans ce but, on a enlevé avec les ciseaux un petit fragment pour en faire faire un examen histologique.

Dans le cas où il s'agirait d'un carcinome, que pourrait-on faire pour la malade ? La localisation et l'étendue de la tumeur sont telles qu'il ne reste que très peu d'espoir de guérison à résulter d'un procédé opératoire quelconque. Le traitement le plus facile et le plus rationnel sera l'établissement d'une fistule vésico-vaginale permanente par laquelle on procurera à la malade un soulagement des douleurs qui proviennent presque uniquement de l'acte de la miction.

S'il s'agissait, au contraire, d'une manifestation locale de tuberculose, ce qui est encore possible, on devrait curetter et réséquer aussi radicalement que possible tous les tissus malades et y appliquer un caustique local, comme l'acide lactique, par exemple.

OBSERVATION XXXIX (de MM. VEIT et DIETZER).

Il s'agit d'une femme âgée de 59 ans, qui a eu, à l'âge de 14 ans, ses premières règles. Son unique grossesse, à l'âge de 23 ans, fut interrompue au huitième mois, à la suite d'un traumatisme, mais elle accoucha d'un enfant bien portant, encore vivant. Depuis cette époque, le coït a toujours été très douloureux. Elle a toujours été bien portante depuis sa quatorzième année, où elle a eu une fièvre typhoïde, jusqu'à l'âge de 53 ans, époque à laquelle elle a souffert d'une affection des ovaires, qui aurait cédé à l'application de cataplasmes chauds. Il y a neuf mois, elle aperçut un écoulement purulent d'abord peu copieux, qui augmenta peu à peu et qui était mélangé quelquefois de sang rouge foncé. En même temps, elle souffrait de troubles de la miction, caractérisés d'un côté par de fréquents besoins d'uriner, de l'autre par la petite quantité d'urine émise sous des souffrances atroces. Plus tard survinrent des douleurs lancinantes, intermittentes, indépendantes de la miction, qui irradiaient jusque dans les extrémités inférieures; en même temps, elle remarquait que les membres enflaient à la suite d'exercices prolongés.

La malade a beaucoup maigri depuis le début de cette affection; elle est très affaiblie et émaciée. Depuis quelque temps elle s'est fait soigner par des moyens palliatifs, car elle avait peur d'une intervention chirurgicale; mais comme les douleurs allaient en augmentant elle entra dans la clinique privée de M. le Dʳ Veit.

État actuel. — La malade a l'aspect très cachectique; le pouls est petit et faible, les autres fonctions vitales sont toutes très réduites.

En inspectant la portion antérieure de la vulve, on y voit une infiltration rougeâtre et une tuméfaction, mais il est impossible de décider par la seule inspection si l'on a affaire à une affection du vagin ou de l'urèthre.

Le toucher seulement démontra que le vagin, dont la muqueuse commençait déjà à présenter des altérations séniles, se trouvait parfaitement intact derrière la tumeur et que la néoplasie qu'on avait remarquée à l'inspection avait atteint l'orifice uréthral externe, dont la muqueuse fut tellement infiltrée et cachée que l'urèthre ne formait plus qu'un trou largement béant. L'infiltration a envahi toute la muqueuse de l'orifice uréthral externe et s'étend surtout du côté gauche, en haut jusqu'à la branche descendante du pubis. Le clitoris est également infiltré et plus dur qu'à la normale. La véssie est complètement intacte, l'infiltration se limitant à une distance de 1 centim. des deux bouts.

On pose le diagnostic : *carcinome primitif de l'urèthre.*

Opération, le 16 février 1892. — M. le Dʳ VEIT procéda de la façon suivante :

Après avoir fait des incisions latérales dans la vulve pour diminuer la tension, on circonscrivit, en commençant du côté du clitoris, tout l'urèthre, et on disséqua toute la néoplasie; on était forcé de dénuder jusqu'à son périoste la branche descendante gauche du pubis pour enlever la tumeur; à ce moment, une forte hémorrhagie artérielle et veineuse se produisit, provenant du plexus veineux des corps caverneux du clitoris. Avant de séparer complètement l'urèthre de la région clitoridienne, on transfixa le clitoris avec une suture profonde pour faire l'hémostase nécessaire.

L'urèthre fut coupé à 1 centim. en avant de la vessie, dans du tissu sain. Les bords furent rapprochés par des points de sutures; le reste de la plaie et le vagin furent tamponnés de façon à exercer une pression d'en bas sur la plaie. La guérison a eu lieu de la façon suivante : Les bords de la plaie ne se réunirent pas complètement par première intention, mais par bourgeonnement; après deux jours survint une incontinence d'urine provoquée probablement par la grande rétraction de la paroi uréthrale postérieure inférieure. On procéda, le 7 mars 1892, à une seconde opération plastique par laquelle on remplaça une portion de la paroi uréthrale postérieure par la paroi vaginale antérieure. En même temps on aviva les incisions latérales faites pendant la première inter-vention et on les réunit. On a pu constater l'existence d'une continence moyenne après la deuxième intervention. La paroi uréthrale fut consolidée; il n'existait que dans la profondeur une plaie bourgeonnante. Il existe à présent une séparation complète entre l'urèthre et le vagin. La continence d'urine qui a existé dès le début ne persistait pas; peu de temps après l'opération, la malade a souffert d'une incontinence d'urine, surtout quand elle était couchée. Il survint en outre des attaques de tremblement et de syncope. Bref, l'état général laissait à désirer. La malade quitta l'hôpital guérie, le 22 mars. Pas de récidive jusqu'en janvier 1893.

La tumeur excisée montra macroscopiquement une consistance assez dense, irrégulière, proliférante. Il reste adhérente à la surface inférieure une partie de la paroi vaginale antérieure intacte. Sous le microscope, on trouve au milieu des faisceaux de fibres musculaires lisses et entourés par une infiltration parvi-cellulaire des boyaux de cellules plates, rondes ou allongées, qui, grâce à leur forme, permettent encore par endroits de reconnaître la structure des cellules de la couche de Malpighi de l'épithélium pavimenteux de l'urèthre.

OBSERVATION XL (de MM. LANDAU et GOLDSCHMIDT).

Il s'agit d'une tricoteuse âgée de 57 ans.

Antécédents héréditaires et personnels. — Son père est mort d'une péricardite, sa mère est morte d'un abcès hépatique; un seul frère, sur seize frères et sœurs, vit encore.

Réglée à l'âge de 14 ans, elle s'est mariée à l'âge de 29 ans et remariée à 39 ans; elle n'a pas eu d'enfants ni de fausses couches. Les menstrues ont cessé à l'âge de 50 ans. Elle a eu un zona comme jeune fille. Pas de maladies d'enfance. A l'âge de 41 ans, la malade a été soignée à l'hôpital pendant dix-huit mois; elle a d'abord souffert d'un catarrhe de l'estomac et d'une cystite, plus tard d'une pleurésie et d'une péritonite au cours de laquelle le pus se vida du rectum pendant longtemps. Peu de temps après avoir quitté l'hôpital, elle a beaucoup souffert d'ulcères variqueux qui, n'ayant eu aucune tendance de gué-rison, sont restés ouverts presque sans interruption jusqu'à l'année dernière. Au mois d'août 1891, la malade a eu une éruption cutanée qui, surtout localisée sur les bras et les jambes, a aussi temporairement attaqué quelques autres régions du corps. Cette éruption était caractérisée par des vésicules remplies d'un liquide aqueux, grandes comme une pièce de dix sous. L'éruption, qui lui causait des démangeaisons insupportables, a spontanément disparu au bout de huit jours, pour récidiver plusieurs fois, la dernière fois quinze jours avant son entrée à la clinique de M. le Dr Landau, privatdocent.

Pendant la première éruption cutanée, la malade a souffert d'un prurit vulvaire et vaginal insupportable qui a persisté même après la disparition de l'affection cutanée. Quelque temps plus tard, elle a souffert d'une violente cuisson et de fortes piqûres pendant la miction; le prurit a en même temps diminué.

Six semaines avant sont admission, la miction est devenue très difficile et douloureuse; la malade ne peut uriner qu'en pressant très fortement et qu'en se tenant debout. Elle souffre en même temps de vives douleurs dans la région sacrée, surtout quand elle est assise ou couchée, et elle se plaint d'une sensation de poids et de douleur dans l'abdomen.

État actuel. —La malade a un grand embompoint. Sur la jambe gauche on voit de nombreuses cicatrices étendues provenant d'ulcérations variqueuses. L'urèthre est complètement entouré par une infiltration épaisse, dense, dure comme du cartilage. La néoplasie s'étend en haut jusqu'à la symphyse; sur les deux côtés elle descend en forme d'un demi-cercle sur les parois latérales du vagin pour se perdre graduellement dans le tissu normal. Le tout est encore tant soit peu mobile sur l'os pubis.

L'orifice uréthral laisse à peine passer une bougie filiforme. La paroi uréthrale inférieure est notablement raccourcie.

Opération. —Sous le chloroforme on dilate l'urèthre avec des dilatateurs de Simon. La température s'est élevée à 38°,7, le soir de l'opération. La malade ayant eu plusieurs frissons dans la journée, on a cru avoir affaire à une fièvre uréthrale. La température a baissé le lendemain à 37° pour remonter le soir et pour rester assez élevée pendant quatre jours sans aucune rémission. L'état général, en dehors des symptômes fébriles décrits, était assez bon. La miction était facile et non douloureuse; ses urines contenaient cependant une quantité assez considérable d'albumine. On fit des lavages vésicaux à l'eau minérale de Wildungen. La température baissa subitement le matin du cinquième jour à 37°. L'état général était très mauvais. La respiration était difficile et rapide. Le pouls jusqu'alors d'une fréquence de 100 à 108 était très petit, arythmique, mou, très fréquent. Pas de phénomènes physiques manifestes. La température s'élève le soir à 39°,7 pour tomber à 37°,3 le lendemain matin. La malade mourut au bout de huit jours, à la suite de faiblesse et somnolence croissantes.

Si l'inspection macroscopique a déjà permis de faire ce diagnostic de carcinome primitif de l'urèthre, car tous les autres organes étaient sains, l'examen microscopique superficiel a complètement corroboré ce diagnostic.

La description détaillée du néoplasme doit prochainement être publiée ailleurs.

P. S. — D'après renseignements personnels la description de la tumeur n'a pas encore été faite (4 mars 1895).

OBSERVATION XLI (inédite de M. REICHEL).

Cas III. — Il s'agit d'une femme, âgée de 59 ans. L'orifice uréthral externe est entouré par une tumeur carcinomateuse, grosse comme une noix; cette tumeur a son point de départ à l'endroit où le vagin se replie sur l'urèthre. Elle

a infiltré toute la paroi uréthro-vaginale, tout en respectant la muqueuse uréthrale, autant qu'on peut en juger à l'œil nu. L'examen microscopique n'a
malheureusement pas été fait. C'est à cause de cela que ce cas n'est pas aussi
pur que les deux précédents ; il ne s'agissait peut-être que d'un carcinome péri-
uréthral. Il prend son origine cependant au même endroit que la plupart des
carcinomes de l'urèthre chez la femme, c'est-à-dire au repli uréthro-vaginal.

Dans la littérature chirurgicale on trouve ces carcinomes péri-uréthraux souvent confondus avec les carcinomes primitifs de la muqueuse uréthrale, quoi
qu'ils doivent en être nettement séparés.

Opération du 28 janvier 1890. — On extirpa la tumeur avec l'urèthre entier
jusqu'au sphincter vésical ; celui-ci pouvant être respecté, la vessie a conservé
toute sa continence. Le 15 avril on a enlevé de l'aine droite un ganglion gros
comme une noix et plusieurs petits ganglions ; en même temps pour plus de
sûreté on a vidé l'aine gauche, dans le tissu adipeux de laquelle on a senti plusieurs ganglions gros comme des pois. La malade est guérie ; depuis il n'y
avait pas eu de récidive ni dans l'urèthre ni dans les aines (1).

OBSERVATION XLII (de M. ZWEIFEL).

Femme âgée de 38 ans, mariée depuis 14 ans, pas de grossesse. Réglée
depuis l'âge de 14 ans, toutes les quatre semaines pendant trois jours et depuis
son mariage pendant un jour seulement. Pas d'antécédents héréditaires.

Depuis plusieurs années la malade a beaucoup maigri. Des douleurs pendant
la miction et pendant le coït attiraient son attention sur la maladie actuelle.
Quoiqu'elle ne s'en soit aperçue que depuis quelques semaines, la néoplasie
a déjà atteint un très grand volume, ce qui prouve que la malade a dû ne pas
trop s'inquiéter du développement de la tumeur.

L'orifice uréthral fut entouré par une végétation en forme de champignon,
exulcérée, qui se propagea sur le clitoris. La malade n'a pourtant pas eu d'hémorrhagies. La tumeur avait tous les caractères d'un cancroïde du col utérin ;
elle était dure au toucher, déchiquetée, exulcérée et l'on pouvait en détacher des
fragments en les grattant avec l'ongle. L'urèthre s'abouchait dans une ulcération en forme de cratère. On fit d'abord un curettage de la tumeur pour se
rendre compte de son étendue. On pouvait déjà d'après le degré d'induration
poser le diagnostic de cancroïde. L'examen des masses extirpées montra des
nids remplis de cellules épithéliales assez éloignés de l'épithélium pavimenteux
du vestibule et du vagin pour qu'on ne pût hésiter un instant à localiser le point
de départ dans l'épithélium de l'urèthre lui-même. L'épithélium vaginal ne
montrait pas de prolongement de boyaux épithéliaux vers la lumière uréthrale.

Opération le 2 mai 1893. — On commença par disséquer l'urèthre, mais après

(1) P. S. — Cette observation m'a été communiquée par M. le Dr Reichel le
14 décembre 1894. Je saisis l'occasion de l'en remercier ici.

s'être rendu compte tout de suite que la tumeur s'étendait trop loin en haut pour permettre une inspection suffisante, on pratiqua la symphyséotomie. En essayant de couper le cartilage, le scalpel arriva sur de l'os et ne pénétra pas plus loin ; on a donc été forcé d'introduire autour du pubis à l'aide d'une aiguille courbée une petite scie à chaîne et de faire le sciage de la symphyse. La scie arriva sur l'os un peu à droite de la ligne médiane et en écailla une petite lamelle osseuse. Les deux bouts osseux ne s'écartaient que très peu ; néanmoins il y avait une hémorrhagie assez abondante dans la profondeur. On prolongea l'incision des parties molles en bas tout autour de l'urèthre qu'on incisa avec beaucoup de précautions à cause d'une hémorrhagie très forte. Après avoir fait les ligatures nécessaires, on disséqua les parties molles du pubis et surtout les corps caverneux du clitoris. Après avoir séparé l'urèthre des parties voisines on le fendit pour se rendre compte de l'étendue du carcinome. On trouva qu'il se prolongeait au delà du sphincter vésical jusque dans la paroi vésicale postérieure. On disséqua par conséquent la tumeur jusque dans le bas-fond de la vessie où on la réséqua dans du tissu sain. On n'a pas pu voir l'abouchement des uretères et l'on a été forcé de se guider avec les doigts pour les éviter. Pendant tout ce temps on avait affaire à des hémorrhagies abondantes qui nécessitèrent de nombreuses ligatures et transfixations. Les bords de la symphyse se sont écartés davantage ; la fente mesurait 4 centim. On ferma la vessie en bas par une double rangée de sutures très serrées. Pour pouvoir opérer l'ablation totale de l'urèthre et du clitoris en même temps que celle du col vésical réséqué, on fit une incision transversale de la paroi vésicale antérieure et après avoir mis les tissus profonds à l'abri d'une hémorrhagie par des ligatures en étages, on enleva le tout avec le thermocautère.

Après avoir fait une hémostase très soignée, on réunit les deux branches pubiennes par une suture osseuse et on sutura le fascia et la peau au-dessus de de la symphyse.

Après l'occlusion complète de la vessie en bas on procéda à la formation d'un urèthre artificiel à travers les parois abdominales. On ouvrit l'abdomen sur la ligne médiane immédiatement au-dessus de la symphyse. L'utérus est en rétroversion ; la trompe gauche lui est adhérente. Ils tirent tous les deux sur la vessie. On incisa les adhérences, on ouvrit la vessie à sa paroi postérieure avec un scalpel très fin et on introduisit dans cette petite fente une sonde en caoutchouc à bout coupé en bias. Ce tube a été fixé moyennant des sutures de soie très fine, dans un canal néoformé, entouré complètement par du péritoine. C'est en s'inspirant de la méthode du professeur Witzel de Bonn, indiquée pour la formation d'une fistule gastrique, qu'on a établi cet urèthre artificiel.

Pour empêcher toute communication du canal néoformé avec la cavité abdominale, on procéda de la façon suivante :

Le grand épiploon est attiré au-dessous de l'incision vésicale, par conséquent en arrière, où on le fixe ; et au-dessus on ferme la cavité abdominale en réunissant les deux feuillets du péritoine pariétal.

L'incision des parois abdominales fut suturée d'après la méthode ordinaire.

On fixa un robinet au drain qui fut dirigé en dehors ; la grande plaie derrière la symphyse fut tamponnée avec de la gaze stérilisée et on ferma avec quelques points de suture l'incision faite à la commissure antérieure de la vulve.

Au lieu d'une ceinture on appliqua de longues bandelettes de sparadrap. Les suites de l'opération furent excellentes.

La partie la plus importante de l'opération, la formation d'un urèthre artificiel avait pleinement réussi. Les sutures dans le trigone de Lieutaud tenaient très bien et l'opérée a pu uriner à travers la sonde à demeure dans des intervalles assez réguliers. Au début, la sonde a été fixée par plusieurs points de catgut et elle a été introduite trop profondément dans la vessie, ce qui irritait la vessie et provoquait des urines troubles. Après que les sutures de catgut ont été résorbées, on changea la sonde qu'on n'a introduite que très superficiellement dans la cavité vésicale. Les urines redevinrent claires. La malade ne se mouillait pas du tout et elle a bientôt appris à se servir de son urèthre artificiel. Pour empêcher d'un côté la sonde de tomber dehors et d'un autre côté de glisser trop loin dans la vessie, on y a fixé une épingle de sûreté qu'on a attachée à la peau du « Mons Veneris » avec du sparadrap. La malade aussitôt qu'elle a envie d'uriner ouvre le petit robinet qu'elle ferme après avoir satisfait son besoin et cache le bout libre de la sonde sous la bande de sparadrap.

A sa sortie la malade présentait une cicatrice rétractée, au-dessous de la symphyse. Le vagin était revenu à sa longueur normale. Les pertes de substances à l'entrée du vagin étaient recouvertes par l'épithélium provenant des parois latérales.

L'état général de la malade s'était très heureusement amélioré pendant son séjour à la clinique. L'opération a été très sanglante et très grave, mais seulement à cause de l'extirpation de l'urèthre et de la résection de la vessie. La formation d'un urèthre artificiel a été assez facile.

Cette opération ne pouvait être que d'une utilité assez restreinte, si l'on ne voulait l'appliquer qu'aux seuls cas de carcinome de l'urèthre, affection en somme assez rare ; dans les cas d'hypertrophie de la prostate avec des souffrances atroces, elle sera probablement appelée à rendre de très grands services.

On s'était servi de la paroi postérieure du sommet de la vessie parce qu'elle est plus accessible et plus facile à couvrir avec du péritoine.

P. S. — La malade s'est montrée sept semaines après sa sortie ; elle a augmenté de six kilos depuis, la meilleure preuve de son bien-être. Elle manie très bien la sonde à demeure, qu'elle enlève de temps en temps pour la nettoyer, ou en l'essuyant, ou en la laissant bouillir dans de l'eau. Si la sonde se heurte contre le petit obstacle formé par la paroi vésicale postérieure, la malade éprouve une petite sensation désagréable. Toutes les heures et demie ou deux heures elle a envie d'uriner. La fermeture de l'urèthre artificiel par la sonde se fait très bien et garantit la femme complètement contre l'incontinence.

OBSERVATION XLIII (de MM. MARCHAND et DAUMY).

Caroline M..., 72 ans, cuisinière, réglée à 11 ans, ménopause à 54 ans, a eu trois enfants. Pas d'antécédents héréditaires. N'a jamais eu aucune maladie, sauf une fistule anale il y a trente ans.

La maladie actuelle remonte à trente mois. A cette époque, hémorrhagies que la malade prend pour le retour de ses règles. Ces hémorrhagies sont parfois très abondantes et se répètent si fréquemment que la malade est obligée de se garnir continuellement. Elles surviennent à propos du moindre effort et en particulier pendant l'acte de défécation. Dans l'intervalle, écoulement constant, séro-sanguinolent sans odeur. La malade ne ressent qu'un peu de gêne dans la marche et de très vagues douleurs ; elle a des envies d'uriner un peu plus fréquentes.

Au mois d'avril 1894, elle entre à l'hôpital Saint-Joseph où la tumeur est constatée et grattée à la curette ; pendant six mois, les hémorrhagies cessent complètement, mais elles reparaissent en octobre dernier et plus abondantes.

Le 22 avril 1895, elle entre à l'hôpital Saint-Louis dans le service de M. Marchand.

Examen. — Femme d'un embonpoint encore considérable, mais à chair molle et flasque, à facies jaune, à forces très déprimées. En écartant les grandes lèvres, on aperçoit, comblant la partie antéro-supérieure du vestibule, une masse bourgeonnante, de la grosseur d'une noix, recouverte d'une sanie purulente sans fétidité bien prononcée. A la partie supérieure de la tumeur, on distingue l'orifice béant du méat à travers lequel on introduit facilement une sonde jusque dans la vessie. Le néoplasme occupe seulement sa lèvre inférieure et latérale droite.

Au toucher, on constate que la tumeur est dure, irrégulière, douloureuse, saignant facilement, mais très limitée. Elle ne s'étend en effet qu'à un centimètre environ, en arrière du méat.

L'urèthre est souple dans le reste de sa longueur ; sa paroi supérieure ne semble pas atteinte, mais il existe sur les parois du vagin trois petits bourgeons cancéreux secondaires, l'un situé en un point correspondant à la partie moyenne de l'urèthre, un second sur la paroi vaginale gauche, le troisième à l'union de la paroi droite et de la paroi antérieure. L'examen des ganglions est négatif.

L'utérus est absolument normal.

En somme, nous avons affaire à un épithélioma très limité de la partie antérieure de l'urèthre localisé à sa paroi inférieure.

L'état presque cachectique de la malade et l'existence dans le vagin de bourgeons secondaires font renoncer à l'opération.

OBSERVATION XLIV (de M. ALBARRAN).

Le 28 mai 1895, vient à la consultation externe des femmes, à la clinique des voies urinaires, une malade de 56 ans, qui, vingt-cinq ans auparavant, avait eu un polype de l'urèthre.

Ce dernier avait été traité par des cautérisations répétées.

Depuis lors, elle n'avait éprouvé aucun trouble du côté des voies urinaires, quand, il y a quelques mois, les mictions commencèrent à devenir douloureuses et plus fréquentes. Elle n'avait jamais uriné de sang.

Depuis quinze jours, les douleurs ont atteint un tel degré d'intensité que cette femme a eu une si grande crainte de la miction qu'elle n'osait plus vider complètement sa vessie. En même temps, elle a beaucoup maigri.

A l'examen direct du méat urinaire, on ne constate rien d'anormal, mais la paroi antérieure du vagin est bombée immédiatement au-dessous et cette saillie se continue dans l'intérieur de la cavité vaginale. Elle présente une consistance dure et douloureuse à la pression et paraît absolument immobile et fixée. La muqueuse vaginale présente une apparence normale et adhère à la tumeur sous-jacente.

Les urines sont claires, pas de sang. Pas d'engorgement des ganglions.

M. le professeur Guyon conseille à la malade d'entrer à l'hôpital et se propose de faire une taille sus-pubienne, mais la malade demande à réfléchir.

Quinze jours après, elle se présente à nouveau.

M. le docteur Albarran, suppléant M. Guyon à ce moment, insiste sans plus de succès auprès d'elle.

Observation XLV (de MM. Paquet et Herrmann).

Les tumeurs des glandes de Cowper sont encore peu connues. On rencontre à peine, dans la littérature médicale, quelques brèves indications sur les productions kystiques ou épithéliales, sans données anatomiques précises. Nous avons pensé qu'il y aurait quelque intérêt à publier une description détaillée du cas suivant, qui est remarquable à plusieurs degrés.

La pièce a été recueillie à la clinique chirurgicale de l'hôpital Sainte-Eugénie (service de M. le professeur Paquet). Elle se rapporte à un homme de 65 ans qui entra à l'hôpital en octobre 1882, porteur d'une petite tumeur périnéale. L'attention du malade avait été attirée environ deux ans auparavant par une gêne particulière qu'il éprouvait en s'asseyant; il put, dès cette époque, sentir à travers les téguments la tumeur d'ailleurs parfaitement indolente. Elle ne grossit que fort lentement, mais finit par amener des difficultés dans la défécation d'abord, puis bientôt dans la miction.

Au moment de l'entrée, la tumeur était assez saillante, située au-dessous et à droite de l'urèthre, contre l'extrémité postérieure du bulbe et un peu en avant de l'anus. Elle était arrondie, non adhérente à la peau, mais faisant corps avec les parties profondes. M. Paquet diagnostiqua une hypertrophie de la glande de Cowper et on entreprit l'extirpation à l'aide du thermocautère. L'ablation se fit sans aucune effusion de sang ; la tumeur fut facilement séparée des parties qui la recouvraient à sa partie postérieure et inférieure ; mais en avant elle se confondait avec le bulbe, qu'il fallut inciser assez profondément pour détacher complètement les parties malades. On eut encore à sectionner un petit pédicule fibreux et vasculaire qui se dirigeait en haut et en avant, et qu'on supposa devoir renfermer le canal excréteur de la glande. Il n'y eut qu'une hémorrhagie insignifiante à la fin de l'opération. La paroi uréthrale avait dû être intéressée, car il s'établit une petite fistule urinaire qui exigea l'introduction d'une sonde à demeure pendant quelque temps. La plaie guérit sans autres suites fâcheuses, et ce résultat favorable s'est maintenu jusqu'à ce jour, c'est-à-dire après plus de deux ans.

Examen anatomique. — La tumeur de forme assez régulièrement ovoïde, a le volume d'une grosse noisette, son plus grand diamètre mesure environ 2 centim. Sa surface est divisée en plusieurs lobes par des sillons peu profonds surtout apparents du côté de la grosse extrémité. Elle est entourée presque entièrement d'une capsule fibreuse assez résistante, quoique de faible épaisseur. L'extrémité antérieure de la tumeur, de consistance squirrheuse, se prolonge en un mince pédicule; vu la situation de ce dernier, qui fut trouvé implanté à la partie antérieure et interne du néoplasme au moment de l'opération, on avait pensé d'abord qu'il pourrait renfermer le canal excréteur de la glande, mais l'examen histologique montra par la suite qu'il était exclusivement formé de tissu conjonctif avec quelques vaisseaux.

Sur une coupe passant par le grand axe, la surface de section de la tumeur présente à l'œil nu deux portions bien distinctes : d'une part, cinq lobes arrondis, finement grenus, occupant une forte moitié du champ (celle qui correspond à la grosse extrémité) et lui donnent une apparence glandulaire assez nette qui avait fait porter le diagnostic clinique d'adénome. Il existe encore quelques autres lobes non touchés par la section ; il y en a une dizaine en tout.

Le plus grand des lobes mesure environ 6 millim. de diamètre, le plus petit n'en a que trois ; les minces cloisons conjonctives qui les séparent se continuent sans ligne de démarcation avec l'autre moitié de la coupe, dont l'aspect contraste d'une manière frappante avec celui de la partie précédente ; elle paraît constituée par un tissu fibreux, dense, légèrement nacré, irrégulièrement parsemé de petites granulations qui confluent en quelques points pour former des îlots opaques offrant la même apparence que les lobes de la première portion, mais moins nettement limités et beaucoup moins étendus (le plus gros atteignant à peine 2 millim).

Sur les coupes microscopiques examinés à un faible grossissement, on ne trouve rien tout d'abord qui rappelle la structure normale de la glande de Cowper; la tumeur est essentiellement constituée par des formations épithéliales agglomérées en masses compactes dans les lobes signalés plus haut, éparses au contraire et beaucoup plus petites au niveau de la deuxième portion où elles se trouvent séparées par des faisceaux musculaires lisses, de volume variable et s'entre-croisant dans toutes les directions.

Au sein des masses épithéliales, on aperçoit en plusieurs points une multitude d'espaces clairs, se dessinant sur la coupe comme des tachés arrondies, isolées ou réunies par groupes, et que l'on prendrait volontiers à première vue pour des formations kystiques. Un examen plus attentif ne tarde pas à montrer qu'il n'en est rien, et que ces lacunes sont occupées par des corps translucides se trouvant fréquemment en continuité de tissu avec la charpente lumineuse du néoplasme ; ces sortes de bourgeons de tissu conjonctif hyalin ne sont autres que des corps oviformes décrits par M. Ch. Robin dans ses tumeurs hétéradéniques de la deuxième variété.

Outre ces corps, le néoplasme renferme aussi de véritables excavations kystiques, de sorte que, pour le décrire complètement, nous devrons passer en revue successivement : les formations épithéliales avec leurs micro-kystes, et le tissu interposé (stroma) ainsi que les corps oviformes qui en dépendent.

Suivant la disposition réciproque de ces diverses parties et leur degré d'évolution, l'aspect général varie beaucoup d'un point à l'autre.

Dans une grande portion de la tumeur, notamment dans celle qui répond aux lobules les plus volumineux et dans la majeure partie de l'étendue de ces derniers, les masses épithéliales ne se distinguent pas sensiblement par leur aspect de celles qui entrent dans la composition de la plupart des épithéliomas glandulaires et dans celle de certains cancroïdes des téguments d'origine ectodermique (épithéliomas dits tubulés). Ce sont des tractus pleins, irrégulièrement ramifiés et anastomosés, parfois cylindriques, plus fréquemment moniliformes à renflements très inégaux alternant avec des portions rétrécies, tantôt pourvus d'expansions latérales en forme de lobules arrondis étroitement pédiculés et souvent réunis en groupes à disposition racémeuse, tantôt terminés par des prolongements effilés.

Au centre de quelques-uns des amas les plus considérables, on rencontre de petits foyers de nécrose tels qu'ils existent communément dans la plupart des tumeurs épithéliales.

Les cellules épithéliales sont assez petites, de forme polyédrique, à gros noyaux arrondis munis souvent de nucléoles volumineux et brillants. Leurs limites sont souvent peu distinctes, ce qui tient au procédé de conservation employé (fixation par l'alcool à 36°), mais on voit facilement qu'elles sont de volume fort inégal, juxtaposées la plupart du temps sans aucune symétrie apparente. Leur aspect général est sensiblement atypique, en d'autres termes le polymorphisme si caractéristique des éléments qui constituent les tumeurs épithéliales envahissantes est nettement reconnaissable, bien qu'il n'existe pas à un degré très prononcé. Les masses épithéliales sont séparées par une limite bien tranchée du stroma conjonctif ; ce dernier, généralement peu abondant, est formé par un tissu lamineux fibrillaire entourant çà et là des vaisseaux de petit calibre.

On trouve par endroits des cavités microcystiques dans un certain nombre de cylindres épithéliaux ; ces excavations prennent un développement remarquable sur d'autres points tels que celui que nous avons représenté dans la figure suivante. On se trouve alors en présence d'un réseau de minces travées épithéliales pourvues d'une lumière centrale tubulée qui les parcourt souvent dans une grande étendue. Beaucoup de ces tubes sont assez régulièrement calibrés, limités par une seule rangée de cellules cubiques formant un revêtement d'une régularité remarquable. La cavité est remplie de cylindres et de blocs homogènes et transparents, légèrement teintés en jaune, qui se moulent exactement sur les parois. Ces corps englobent souvent des grains protoplasmiques et mêmes des cellules desquamées encore reconnaissables ; ils offrent l'aspect des substances dites colloïdes et ressemblent beaucoup à ceux qu'on rencontre fréquemment à l'état normal dans les petits conduits de la glande de Cowper. Les tubes vus suivant une section transversale rappellent à s'y méprendre les canalicules droits du rein quand ils sont obstrués par les cylindres hyalins. Le diamètre des plus petits est d'environ 50 μ dont 15 à 20 μ pour le contenu colloïde. Parfois même, mais plus rarement, on trouve des kystes un peu plus grands, dont le contenu est formé par un liquide transparent tenant en suspension de petits blocs et des grains colloïdes, et dont l'épithélium a pris le type cylindrique peu élevé (la hauteur est d'environ 14 μ) à noyaux allongés suivant le grand axe des cellules.

On trouve encore, mais en moindre quantité, des microcystes à cavité étroite parfois presque linéaire, qui ne renferment qu'un liquide incolore et transparent. Si l'on avait pu concevoir quelques doutes au sujet de la nature épithéliale des éléments constituant le néoplasme, les aspects que nous venons de décrire suffiraient pour les dissiper entièrement.

Le stroma de la tumeur est le point de départ de productions hyalines dont les dispositions anatomiques sont souvent des plus remarquables et dont la présence imprime au néoplasme un cachet tout particulier.

Déjà, dans quelques portions des lobes qui ont été décrits en premier lieu, on peut voir des cloisons lamineuses qui ont perdu leur aspect fibrillaire normal et offrent la réfringence et l'homogénéité qui caractérisent la transformation dite hyaline du tissu conjonctif. En plusieurs points, ces cloisons émettent des prolongements qui s'enfoncent dans l'intérieur des formations épithéliales sous forme de travées étroites ramifiées et anastomosées en tous sens. On voit ainsi une sorte de charpente réticulée, composée de trabécules brillantes qui pénètrent au sein des masses épithéliales et paraissent subdiviser ces dernières en lobules de plus en plus petits souvent juxtaposés sur les coupes avec une sorte de régularité. Un examen attentif peut faire découvrir çà et là des renflements arrondis échelonnés le long des travées de moyenne grosseur, ou même de petits appendices pyriformes brièvement pédiculés et offrant la même apparence hyaline.

Mais c'est surtout dans la portion supérieure de la tumeur, là où les tubes et les lobules épithéliaux sont disséminés et généralement de petit volume, qu'on peut étudier les différents aspects qu'affectent les productions hyalines et suivre le développement progressif de ces dernières.

En étudiant les coupes à un grossissement de 400 à 500 diamètres, on aperçoit en divers endroits, principalement vers les limites de la tumeur, des faisceaux lamineux qui paraissent gonflés et dont la composition fibrillaire est peu distincte ; à cet état le carmin leur communique une teinte spéciale d'un rose sale. Sur d'autres la transformation est de plus en plus accentuée, les faisceaux peuvent être atteints uniformément sur une certaine longueur, ou revêtir au contraire un aspect moniliforme et comme variqueux. Quand la métamorphose est complète, on voit, suivant les sens de la section, des champs arrondis ou elliptiques, des bandes régulières ou sinueuses d'une substance d'aspect vitreux, ne se colorant en aucune façon par le picro-carmin ou par l'éosine, et dépourvue, la plupart du temps, de toute apparence de structure. Cependant cette modification d'un faisceau isolé ou de petits groupes situés en plein tissu conjonctif et entourés de toutes parts par des fibres normales est en somme assez exceptionnelle. En général le passage à l'état hyalin se produit surtout au contact des parties épithéliales qui paraissent alors plongées dans une masse fondamentale amorphe et brillante. Assez souvent la transformation se localise au pourtour des tubes et des petits lobules qui sont alors pourvus d'une enveloppe régulière simulant à s'y méprendre une paroi propre et complétant encore la ressemblance de ces parties avec des éléments glandulaires normaux.

Mais les modifications du tissu conjonctif ne se bornent pas à ces transformations en quelque sorte passives ; nous assistons au contraire à une véritable néoformation de parties hyalines ; celles-ci se présentent partout sous forme d'excroissances du stroma qui poussent dans l'intérieur même des lobules épithéliaux, les pénètrent en tous sens et tendent à les comprimer et à les faire disparaître peu à peu en se substituant à eux. Cette substitution a été décrite de la manière la plus exacte par M. Malassez sous le nom d'envahissement myxomateux de l'épithélioma, et les parties envahissantes ne sont autres que les corps oviformes de M. Ch. Robin. Comme ces phénomènes existent dans notre tumeur sur une grande échelle et sous des aspects très caractéristiques nous avons figuré les phases les plus importantes de l'évolution des corps oviformes.

Au premier stade, on voit un petit bourgeon arrondi partir du tissu lamineux au contact de l'épithélium et refouler ce dernier devant lui, de manière à s'en coiffer s'il s'agit d'un tube ou d'un tractus mince, ou de plonger dans la masse épithéliale si celle-ci est plus volumineuse. Parfois le bourgeon offre encore au début une structure fibrillaire très nette ; mais il ne tarde pas à la perdre, et souvent même dès le début il est formé d'une substance hyaline et anhyste.

Bientôt des végétations secondaires, séniles ou pédiculées, fort variables quant à leur forme et à leur volume, se produisent sur le bourgeon primitif ; des ramifications villeuses s'étendent de tous côtés dans la masse épithéliale qui ne tarde pas à se trouver remplie de cordons hyalins moniliformes avec des appendices arrondis plus ou moins longuement pédiculés, l'ensemble revêtant sur les coupes les aspects les plus divers.

Le développement ultérieur des corps oviformes présente également une série de particularités intéressantes : ils grossissent peu à peu et leur accroissement a pour résultat l'atrophie progressive de l'épithélium ainsi envahi. Dans les lobules un peu volumineux, les boules hyalines des cordons se présentent sur les coupes comme des champs arrondis clairs, séparés par des portions épithéliales de plus en plus étroites, à mesure que les champs s'élargissent. En bien des points l'épithélium ne constitue plus qu'une sorte de réseau, encadrant les corps oviformes ; enfin ces derniers arrivent en contact, les trabécules épithéliales s'atrophient et se résorbent, et l'on ne voit plus qu'un amas de corps oviformes avec quelques restes épithéliaux en voie de disparition.

Le fait est encore plus frappant lorsqu'il s'agit de formations épithéliales d'un petit volume dans lesquelles vient pénétrer un corps oviforme et qui sont détruites rapidement par la croissance de ce dernier. La plupart des corps hyalins qu'on trouve isolés dans le stroma paraissent avoir cette origine.

Lorsque les corps oviformes envahissent des masses épithéliales creusées de microcystes, on observe encore une série de dispositions remarquables suivant la manière dont se comportent ces deux ordres de formations, une fois qu'elles viennent à se toucher.

Si ce sont des kystes à contenu liquide, les végétations hyalines en dépriment la paroi qui va s'accoler à celle du côté opposé ; la cavité se réduit à une fissure linéaire qui entoure exactement, à la façon d'une poche séreuse, un groupe de corps oviformes ; elle l'isole pendant quelque temps des tissus ambiants auxquels il ne tient plus que par son pédicule, jusqu'à ce que les parties épithéliales disparaissent par atrophie progressive.

Quand les kystes placés sur le passage des formations hyalines en voie d'accroissement sont à contenu solide (blocs ou cylindres colloïdes), ce dernier est résorbé habituellement en même temps que les épithéliums qui l'entourent. Cependant il arrive quelquefois qu'une végétation transparente déjà ancienne et molle pénètre dans une excavation de ce genre en traversant par irruption une paroi épithéliale, amincie peu à peu par l'atrophie, suite de la compression exercée par le corps oviforme. Dans ces conditions, on peut trouver dans une même cavité épithéliale des formations hyalines et des blocs colloïdes, ce qui ne laisse pas d'embarrasser l'observateur au premier abord.

Nous devons noter également quelques faits relatifs à l'évolution individuelle des corps oviformes.

On a vu précédemment que les excroissances latérales émises par les travées du stroma conjonctif représentent souvent au début de simples bourgeons d'un aspect fibrillaire assez prononcé (à moins, toutefois, qu'ils ne prennent naissance sur des parties hyalines, auquel cas ils sont absolument sans structure). Une fois que les végétations ont pénétré à quelque distance dans l'intérieur des lobules de l'épithélioma, leur tissu est tout à fait homogène, incolore et amorphe ; il offre une certaine consistance ainsi que le prouve la manière dont les corps oviformes se comportent entre eux, et vis-à-vis des parties ambiantes. Mais, à mesure qu'ils approchent du terme de leur croissance (les plus gros ont environ un quart de millimètre de diamètre), leur constitution subit des modifications notables. Sur les corps de moyenne grandeur, on commence à voir un double contour, à coupe optique foncée et semblant indiquer la formation d'une membrane d'enveloppe. Celle-ci est extrêmement mince au début, mais elle devient de plus en plus apparente, et bientôt le corps hyalin se trouve pourvu d'une paroi propre épaisse de 3 à 4 μ, formée par une sorte de condensation de la substance hyaline dans sa zone la plus superficielle, et limitée de part et d'autre par un contour net. Elle se distingue de la partie centrale qu'elle entoure par un degré de réfringence beaucoup plus prononcé, et aussi par une résistance et une ténacité plus grandes, ainsi qu'il est facile de le constater lorsqu'elle se trouve plissée sur les coupes ou déchirée sur les dissociations par suite d'un artifice de préparation. En examinant les corps les plus avancés en évolution, on voit que cette enveloppe n'a qu'une existence passagère. Elle perd peu à peu sa réfringence et son homogénéité, pour prendre un aspect mat et finement strié ; en même temps la netteté de son bord (vu sur les coupes ou en section optique) s'efface ; au lieu d'être disposée suivant une courbe régulière, elle revêt l'apparence d'une bandelette ondulée. Bientôt elle présente des portions épaissies alternant avec des amincissements au niveau desquels se produisent des solutions de continuité plus tard ; la paroi altérée est réduite à des sortes de lambeaux irréguliers qui semblent nager dans la partie intérieure du corps oviforme devenue liquide. Il est évident que ce corps, à ce moment, a acquis une fluidité prononcée dont rien auparavant ne dénotait l'existence ; il renferme fréquemment des figures étoilées ou des sortes de réseaux irréguliers, qui paraissent provenir, en partie du moins, des débris de l'enveloppe, et dont l'apparition paraît liée à la destruction de cette dernière. D'autres fois les corps oviformes offrent une apparence de couches concentriques assez vaguement dessinées, ou bien leur substance se remplit uniformément de granulations moléculaires opaques. Malassez signale la formation de petites cavités myxomateuses résultant de la confluence de plusieurs corps oviformes, mais nous n'avons pas trouvé de stade ultime de la liquéfaction progressive des formations hyalines.

De nombreux corps oviformes à toutes les phases d'évolution se trouvent répartis sans aucun ordre dans toutes les partis de la tumeur, tantôt isolés, tantôt réunis en amas et affectant les groupements les plus variés. Si l'on ajoute à cela les formes irrégulières des lobules et des tubes épithéliaux, tantôt juxtaposés en lobes compacts, tantôt disséminés dans un stroma riche en faisceaux musculaires lisses et présentant les formations hyalines les plus diverses, on comprendra la variété très grande des aspects qu'offrent les préparations. Cette variété est telle qu'elle échappe à toute description méthodique et que nous avons dû nous borner à relater les faits anatomiques les plus saillants.

Nous devons signaler, pour finir, la présence vers l'extrémité antérieure de la tumeur, de quelques lobules normaux et de canalicules de la glande de Cowper qui persistaient au milieu des productions épithéliales pathologiques. D'autre part, la périphérie du lobe le plus volumineux présente un point où l'épithélium forme un réseau absolument diffus au sein d'un tissu conjonctif dense, de sorte que cette portion du néoplasme a toutes les apparences des tumeurs squirrheuses (carcinomateuses).

Outre la présence du pédicule fibreux considéré à tort comme le canal excréteur de la glande, nous avons utilisé quelques détails histologiques pour établir l'orientation de la tumeur. Nous avons trouvé, en effet, quelques faisceaux musculaires striés dans la capsule d'enveloppe vers la grosse extrémité, tandis que les fibres lisses existaient exclusivement et en grande quantité dans la partie opposée. Celle-ci renfermait encore quelques excavations en forme de fissures irrégulières souvent bordées par de gros tractus musculaires lisses et paraissant correspondre à des mailles de tissu érectile envahies par l'épithélioma (1).

La comparaison avec l'anatomie normale de la région, montre que ces données s'accordent parfaitement avec celle qui résultent de la relation de l'opération pour déterminer la position de la tumeur dans l'épaisseur du périnée.

D'après la description qui précède, on peut affirmer que notre tumeur répond aux productions dites tumeurs hétéradéniques à corps oviformes de Ch. Robin. Ces dernières rentrent elles-mêmes dans un groupe assez hétérogène, qui a reçu, d'après Billroth, le nom de cylindromes.

M. Malassez a publié (*Archives de Physiologie*, 1883) une étude anatomique et critique de ces tumeurs, en appuyant ses observations personnelles d'un historique très complet de la question. Sauf quelques points de détail, nous nous rallions aux opinions exprimées par cet auteur, qui a traité ce sujet avec sa clarté et sa compétence habituelles. Nous renvoyons en conséquence à son mémoire en ce qui concerne l'histoire générale des tumeurs de ce genre, en nous bornant à ajouter ici quelques considérations particulières sur le cas qui fait l'objet de ce travail.

La tumeur est évidemment de nature épithéliale. Malgré le soin que nous avons mis à en examiner toutes les parties, il nous a été impossible de trouver un point montrant l'origine de la néoformation et sa dérivation directe d'un organe épithélial normal. Ainsi qu'il arrive très fréquemment dans l'analyse anatomique des épithéliomas, les lésions étaient trop avancées au moment de l'opération pour que l'on pût en retrouver les premiers stades. Nous devons considérer comme des formations hétérotopiques toutes les parties qui viennent d'être décrites; si quelques-unes d'entre elles occupent encore l'emplacement

(1) Suivant E. KLEIN (in *Stricker's Handbuch*, p. 647), on trouve entre les lobules de la glande de Cowper de nombreux faisceaux de fibres lisses qui pénètrent par la portion supérieure et interne de cet organe et dépendent en majeure partie d'un tractus musculaire longeant la face inférieure de l'urèthre à ce niveau. Cette couche musculeuse forme entre les deux glandes de Cowper une cloison de séparation dont l'épaisseur peut dépasser 1 millim. D'autre part, on observe aussi des fibres striées qui se détachent du transverse profond et qui arrivent dans la glande par sa partie inférieure et externe.

Sur nos préparations, nous avons pu suivre nettement le trajet de ces derniers; mais il nous a paru beaucoup moins facile de déterminer la disposition des muscles lisses qui affectent les directions les plus variées et qui semblent exister dans toutes les parties de la glande.

des organes qui leur ont donné naissance, ces derniers sont trop déformés pour être reconnaissables. Il suffit d'ailleurs d'étudier la limite de la tumeur (principalement vers sa partie antérieure) pour se convaincre qu'on est en présence d'une zone d'envahissement bien caractérisée ; les tractus épithéliaux, souvent tout à fait atypiques, pénètrent de toutes parts au milieu des faisceaux musculaires lisses, les dissocient et les font disparaître. Dans la glande de Cowper normale, on voit au contraire les fibres cellules réunies en tractus volumineux qui s'étendent entre les lobules glandulaires sans jamais pénétrer dans l'intérieur de ces derniers. A l'extrême limite des parties enlevées, nous avons même eu à signaler des portions de tissu érectile envahies par le néoplasme.

On voit donc que si les données topographiques relatées plus haut, et la persistance d'éléments glandulaires normaux dans la tumeur, nous permettent d'affirmer que celle-ci se trouvait bien sur l'emplacement de la glande de Cowper, nous n'avons par contre aucun renseignement immédiat sur les premiers débuts de l'affection. En admettant que les acini de la glande ont été le point de départ de l'épithélioma, nous énonçons une hypothèse très probable mais non un fait démontré.

Les végétations qui traversent les formations épithéliales et qui constituent les corps oviformes répondent parfaitement à la description et aux dessins qu'en a donnés M. Robin. Nulle part, nous n'y avons trouvé de vaisseaux capillaires, ni même de cellules fibro-plastiques bien nettes (1) ; et il en a été de même dans les autres productions du même genre que nous avons eu l'occasion d'examiner. En quelques points seulement, les corps hyalins présentaient une sorte de filament axile plus foncé ; mais d'une façon générale, leur substance était parfaitement anhyste. Ce n'est que par l'étude des formes intermédiaires qu'il est possible de rattacher ces excroissances villeuses, dépourvues de structure, aux différentes formes du tissu conjonctif dit muqueux, tel qu'on le voit chez l'embryon ou chez l'adulte.

Suivant les tumeurs examinées, on peut dire que les comparaisons auxquelles ont eu recours les divers auteurs (villosités choriales, gaînes adventices transparentes de certains vaisseaux, etc.), sont toutes plus ou moins justifiées, mais ne s'appliquent qu'à des cas particuliers.

Quant à l'apparition d'une enveloppe à la périphérie des corps les plus âgés nous la considérons comme le premier signe de leur dénutrition et de leur liquéfaction consécutive (ramollissement muqueux) (2).

(1) Nous devons dire à cet égard que la dissociation ne nous a donné que de médiocres résultats, vu le séjour prolongé de la pièce dans l'alcool. En opérant dans des conditions plus favorables, peut-être eût-on trouvé quelques éléments figurés ; mais s'il y avait eu des capillaires, ils auraient certainement été visibles sur les coupes.

(2) Nous pensons avec M. Malassez que les corps oviformes décrits par les premiers observateurs, se rapportent en partie à des produits de sécrétion épithéliale, comparables par exemple aux blocs colloïdes de notre tumeur. J'ai rencontré plusieurs fois dans des épithéliomas de ce genre, en même temps que des formations

Les formations hyalines du stroma, diffuses ou localisées (systématisées, Malassez) sous forme de zones plus ou moins épaisses autour des cylindres épithéliaux, n'offrent également qu'une analogie lointaine avec les parois propres de certaines glandes normales composées d'un manchon de substance hyaline ou finement fibrillaire, doublé intérieurement d'une couche de cellules spéciales.

Il faut remarquer d'ailleurs que ces termes de dégénérescence ou transformation colloïde, hyaline, muqueuse, etc., ont une signification assez peu précise et se rapportent à des objets fort disparates. Les tentatives faites jusqu'ici pour en donner une caractéristique chimique bien définie ne paraissent pas avoir été fort heureuses. Ces mots ont trait plutôt à certaines qualités optiques, à des analogies de structure. Il est évident, par exemple, que le fait de trouver les réactions de la mucine dans une série de productions histologiques, n'autoriserait nullement à les regarder comme identiques, quant à leur nature et à leur origine.

Quelle est enfin la signification générale de ces épithéliomas (cylindromes), et y a-t-il lieu d'en faire un groupe à part ? On trouve dans toutes les régions des tumeurs présentant à tous les degrés de développement des formations hyalines dans leur charpente lamineuse. L'existence de végétations très étendues avec des amas d'appendices oviformes est sans doute un fait anatomique très frappant à l'inspection des préparations ; mais en somme il ne constitue en quelque sorte que le dernier terme d'une série qui se rattache par une gradation insensible aux autres tumeurs épithéliales. Même la destruction progressive par les corps oviformes des parties plus anciennes de l'épithélioma trouve son pendant dans les phénomènes d'atrophie et de cicatrisation qu'on observe dans certains squirrhes.

Nous pensons en résumé, que la plupart des cylindromes doivent rentrer dans la catégorie des épithéliomas glandulaires les moins atypiques (métatypiques, Malassez), productions relativement bénignes dans la première période de leur existence, mais sujettes à prendre plus tard une marche envahissante. Nous aurons l'occasion de développer plus simplement ces considérations dans un mémoire en voie de publication sur les épithéliomas de la mamelle.

OBSERVATION XLVI (de MM. KOCHER et KAUFMANN).

A 12 ans, le malade, qui a aujourd'hui 57 ans, fit une chute et tomba à califourchon sur une poutre. A la suite, il pissa du sang et pendant quelques années il éprouva une sensation de cuisson au moment de la miction. Il y a quatre ans, le malade eut des douleurs de rein. Depuis deux ans, il éprouve une douleur continue, sourde à l'anus et au périnée, qui, dans ces derniers temps, est devenue presque insupportable et influe sensiblement sur le sommeil. Il y a en même

conjonctives hyalines, des noyaux cartilagineux, etc., de petites cavités kystiques renfermant des sortes de concrétions albumineuses affectant parfois des formes très régulières et offrant même des apparences de structure. Étudiés par dilacération, ces corps prêtent certainement à la confusion avec les vrais corps oviformes.

temps un peu de dysurie. La défécation n'a pas d'influence sur la douleur qui au contraire augmente pendant la marche et la position assise. Depuis un an, le malade a comme la sensation de quelque chose qui se développerait dans la région périnéale.

État actuel. Le 30 mai 1883. — Malade vigoureusement constitué. Organes abdominaux et génitaux externes normaux. Dans la région du bulbe, sur le périnée, on sent une résistance. Rien d'anormal vers l'anus. Par le toucher rectal : Portion supérieure de la prostate normale ; au-dessous, on sent une tumeur irrégulière, bosselée, de consistance ferme, entourant la portion membraneuse, facilement et nettement limitée à gauche vers le bassin mais par contre à droite solidement adhérente à la branche descendante du pubis.

En bas, elle s'étend jusqu'à la marge de l'anus. La muqueuse rectale est facilement mobile sur la tumeur. A droite un prolongement de la tumeur s'étend le long du rectum, en arrière et en haut. La sonde n° 14 (anglaise) pénètre sans obstacle dans la vessie et retire une urine claire. L'urèthre est enserré par la tumeur.

Excision de la tumeur, le 6 juin 1883. — Mise à nu par une incision cutanée en forme de T (incision longitudinale sur le raphé, incision transversale en avant de l'anus), la tumeur est séparée de la branche droite du pubis au thermocautère. Le bulbe peut être épargné, cependant il fallut retirer un morceau de la paroi uréthrale dans la portion membraneuse, le rectum fut également ouvert sur une grande étendue au-dessus de l'anus. L'extirpation d'un prolongement s'étendant à la partie postérieure de l'urèthre dans le ligament triangulaire jusqu'à la symphyse, fut particulièrement pénible. Suture du rectum. Sonde à demeure. Tamponnement à l'iodoforme de la plaie périnéale. La suture du rectum n'ayant pas tenu, la guérison fut retardée par des troubles de l'état général occasionnés par des vomissements. Le 23 août 1883, le patient partit. La plaie périnéale était déjà bourgeonnante, très petite, et il restait une petite fistule uréthro-rectale. La complète cicatrisation fut constatée le 21 mai 1884.

Le 16 novembre 1884, le malade revint, car, depuis quelques semaines, il sentait des douleurs aiguës en allant à la selle. A l'inspection, on constate une petite récidive sous forme d'un petit nodule, gros comme un pois, dur, douloureux à la pression, adhérent à la muqueuse rectale excavée en forme d'entonnoir vers la cicatrice périnéale. Le 19 novembre 1884, on enleva par une incision en forme d'arc menée en avant de l'anus, ce petit nodule de la muqueuse rectale à laquelle il adhérait.

La guérison eut lieu très rapidement, si bien que le malade put partir le 22 décembre 1884. D'autres nouvelles, en septembre 1885, apprennent que le malade est guéri et ne souffre plus du tout.

M. le professeur LANGHANS, de Berne, a fait l'*examen microscopique* minutieux de cette rare et intéressante tumeur, accompagné de figures que voici :

La tumeur est grosse comme une noix ; son diamètre est de 3 à 3 centimètres et demi ; surface irrégulièrement bosselée, de consistance dure. Sur une coupe, on voit des granulations grisâtres, en certains points fortement transparentes et qui ne sont séparées les unes des autres que par des cloisons étroites, d'apparence tendineuses, ainsi que le montre un premier examen microscopique. Des granulations correspondent à des espaces de forme variable, ronds, ovales, parfois aussi angulaires ou même en forme de reins ou de demi-lune. Les uns, les plus grands, atteignent comme diamètre à peu près 3 millim.; ils sont isolés et de forme ronde, le plus souvent, tandis que les plus petits, polymorphes, sont serrés en groupes épais. Le contenu de ces espaces est formé principalement par des éléments épithéliaux, par de petites cellules polyédriques de grandeur assez régulière qui, sans limitation nette du protoplasma, sans aucune substance intercellulaire, mais avec une disposition variable, remplissent ces espaces. Ces cellules sont contenues dans un réseau de fibres conjonctives, formant des éléments cylindriques, ou bien des amas arrondis dans l'intérieur des cloisons fibreuses, de même qu'elles se prolongent vers la surface de la tumeur assez loin, entre les fibres musculaires striées. Il faut mentionner ce fait parce qu'il ne laisse aucun doute sur la malignité de la tumeur et le diagnostic de carcinome. En effet, ces espaces pouvant être regardés comme l'analogue des acini et des vésicules glandulaires, la néoformation épithéliale dans ces réseaux a pourtant dépassé de beaucoup les limites normales de l'épithélium glandulaire.

D'ailleurs, on ne peut donner la preuve de l'origine épithéliale de ces cellules. Il n'y a que sur des points très limités que se trouvait encore un groupe de vésicules glandulaires normales avec un épithélium clair, presque transparent comme l'eau, dont les cellules représentent un cône tronqué avec noyau enfoncé à sa base. Mais on ne réussit pas à trouver des formes de transition continues entre les deux espèces de cellules.

Arrivons maintenant à la description de ces espaces qui constituent l'élément fondamental de la tumeur. Il faut distinguer deux formes : une première catégorie, dans laquelle les espaces sont absolument distincts du stroma ; on ne voit aucun prolongement du stroma pénétrer dans leur intérieur, ce qui est d'autant plus facile à établir que les groupes cellulaires sont souvent un peu séparés du stroma par une étroite fente. Dans une autre catégorie, de nombreux prolongements du stroma ou plutôt des vaisseaux à paroi hyaline, épaisse, traversent la masse cellulaire des espaces. Ces espaces sont parmi les plus grands et se trouvent dans la partie centrale de la tumeur, c'est-à-dire là où on doit s'attendre à trouver les points les plus anciens en date (fig. 8).

La disposition des cellules et des vaisseaux dans ces espaces est un peu différente à première vue. Tantôt on voit les masses cellulaires épithéliales disposées en forme de réseau, et les mailles relativement plus petites remplies par la section circulaire des vaisseaux, tantôt inversement les vaisseaux sont réunis entre eux sous forme de réseau et les cellules sont distribuées en petits amas de forme ronde, ovale ou longitudinale. Çà et là, surtout au milieu d'un de ces espaces, les vaisseaux, avec le stroma hyalin qui les accompagne, sont en plus grande abondance. La masse cellulaire est réduite à quelques restes isolés difficiles à trouver. Comme on peut le voir, ces formations permettent également de regarder la tumeur comme de nature cancéreuse. La seule différence avec les formes habituelles c'est que le stroma sans structure propre apparaît comme la paroi externe des capillaires (fig. 9).

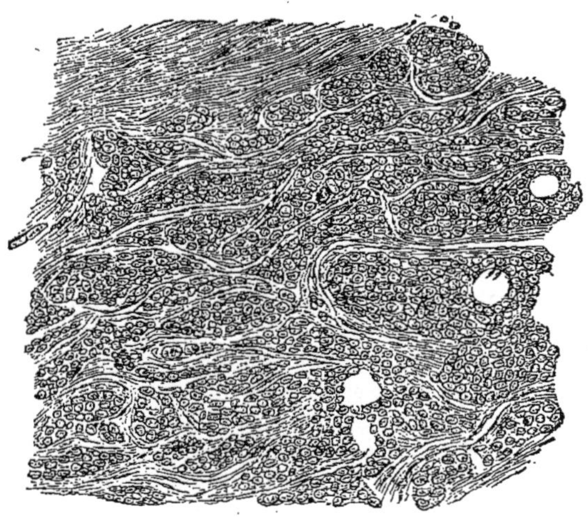

FIG. 8. — KOCHER. Carcinome de la glande de Cowper.

Structure carcinomateuse. Faisceaux réticulaires séparés par des travées du stroma qui sont composées par des capillaires à couche sous-endothéliale épaisse, presque hyaline (Grossissement, 200 : 1.)

D'après KAUFMANN. *Deutsche Chirurgie*, 50 A, p. 167.

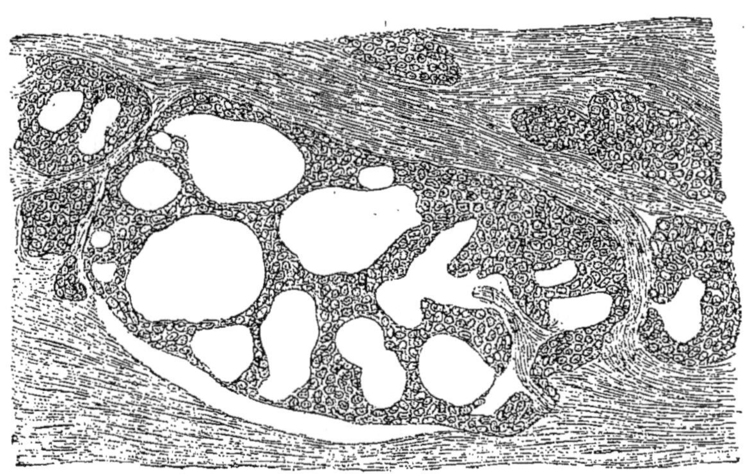

FIG. 9. — KOCHER. Carcinome de la glande de Cowper.

Des alvéoles contenant des cellules et des vacuoles. A droite, pénétration du stroma. (Grossissement, 200 : 1.)

D'après KAUFMANN. *Loc. cit.*, p. 168.

Les espaces complètement fermés sont les plus caractéristiques dans cette tumeur.

Ils forment une partie des plus grands espaces, mais ce sont surtout les petits espaces qui appartiennent à cette catégorie. Ils ont tout à fait l'aspect connu du « cylindrome » de ces tumeurs avec dégénérescence hyaline et par là même de structure réticulaire » (Friedländer). En effet, les masses cellulaires qui remplissent ces espaces sont disposées en forme de réseaux ou de treillis, et renferment un nombre plus ou moins grand de lumières ou de vacuoles circulaires contenant une substance amorphe assez réfringente. Rarement ces vacuoles prédominent et les cellules sont réduites à quelques cloisons tout à fait étroites, ne comprenant qu'une seule couche de cellules plates. Le plus souvent dans les cloisons cellulaires de séparation, on a de quatre à six noyaux en épaisseur à côté les uns des autres. La grandeur des vacuoles varie un peu, les plus grosses atteignent un millimètre et même plus. De même que d'épaisses couches de cellules séparent ces vacuoles les unes des autres, ces cellules s'interposent entre elles et le stroma, elles ne communiquent pas avec l'extérieur. Leur contenu n'est nullement en relation avec le stroma. C'est dans les plus grands espaces que la disposition des groupes cellulaires en forme de treillis est le plus manifeste et le plus régulier. Les espaces plus petits ne contiennent dans leurs groupes cellulaires, d'ailleurs plus compacts, qu'une ou deux vacuoles au plus, d'ailleurs situées un peu excentriquement et même dans les traînées cellulaires qui se glissent entre les muscles voisins. On voit çà et là, en un point qui fait saillie, une de ces vacuoles.

Ces espaces, contrairement à ceux qui sont traversés par les vaisseaux, doivent être regardés comme de formation plus récente. Ceci ressort de ce qu'ils sont en partie plus petits et surtout situés à la périphérie de la tumeur.

La grande ressemblance de ces formations avec celles qui ont été décrites (Langhans) dans le développement du cancer testiculaire, ressort d'elle-même. On a pu montrer dans ce cas, comment, par suite de la prolifération des cellules germinatives, les canaux séminifères se dilatent, comment les cellules sont alors disposées en traînées cellulaires réticulaires, par la formation de mailles circulaires, comment alors, après cela, le stroma pénètre de dehors en dedans dans l'intérieur de ces mailles.

Il se trouve ici encore une période de développement avec dispositions des masses cellulaires, en forme de treillis, dans lesquelles les mailles communiquent entre elles, mais non avec l'extérieur.

Dans ce « cylindrome » n'est-ce pas le même processus ? Ne peut-on pas regarder la disposition réticulaire des masses cellulaires, comme le premier degré de l'invagination des vaisseaux ? Cette manière de voir est légitime ; pourtant on ne peut en donner une preuve rigoureuse comme dans le cancer testiculaire.

En effet, ces vacuoles produites de cette façon sont sensiblement plus grosses et plus larges que les espaces contenant les vaisseaux.

En outre, les vacuoles se trouvent dans des traînées cellulaires isolées, tout à

fait périphériques, situées sur des points plus élargis, pouvant être par conséquent regardées comme un prolongement secondaire de la prolifération épithéliale.

Reste à parler encore de ces formations particulières douteuses dans les espaces
remplis par les cellules (fig. 10). Ce sont, la plupart du temps, des corps ronds, à limites
nettes, dont la grosseur varie depuis celle d'un noyau jusqu'à celle d'une grosse
vacuole. Déjà à un faible grossissement, ils se distinguent des vacuoles par leur
contenu grenu, de coloration légèrement jaunâtre et par la présence d'une
membrane fortement sensible 'aux réactifs colorants. Ils sont pour la plupart
ronds, les plus gros seuls tendent à devenir ovales et même à prendre une forme
réticulaire et ramifiée. Les plus petits ressemblent extraordinairement à un
noyau et ne sont qu'un tout petit peu plus grand que les noyaux de l'épithélium
avoisinant. Leur membrane est épaisse, les limites en dedans sont un peu

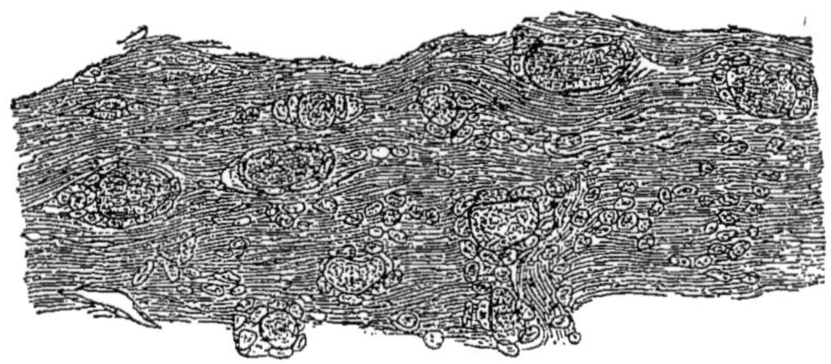

FIG. 10. — KOCHER. Carcinome de la glande de Cowper.

Corps capsulaires à contenu grenu, entouré par un cercle de cellules épithéliales
(Grossissement, 350 : 1.)

D'après KAUFMANN. *Loc. cit.*, p. 169.

diffuses. En dehors, elle présente une surface régulièrement arrondie, sphé-
rique, mais sa face interne est inégale par des épaississements serrés les uns
aux autres, formant comme des plaques verruqueuses. Le contenu est formé par
une masse blanchâtre, peu nettement granulée, légèrement jaunâtre, qui, au
moyen des réactifs colorants des noyaux, comme le carmin boraté et l'hématoxyline, ne se colore que faiblement. Ce qui rend particulièrement difficile la
connaissance du contenu, c'est que sa surface se confond tout à fait avec les
noyaux de l'épithélium limitant. Les plus gros offrent la même constitution.
Leur contenu ne permet de reconnaître aucune forme fixe des noyaux, même
lorsqu'ils sont altérés et que les noyaux sont isolés. La membrane est un peu
plus mince dans les plus gros que dans les petits.

Ils se trouvent surtout dans les parties où les masses cellulaires sont traversées
par les vaisseaux à paroi épaisse, hyaline, généralement séparés du stroma par
une couche très épaisse de noyaux. Quelques-uns semblent se trouver directe-

ment dans le stroma. Ils appartiennent par conséquent, si le diagnostic déjà mentionné est juste, à une période plus tardive du développement de la tumeur. Leur signification reste obscure. En considérant les plus petits, il vient involontairement la pensée qu'on se trouve en présence d'une transformation des noyaux. Les plus gros pourraient aussi être regardés comme des vacuoles transformées, d'autant plus qu'il n'est pas rare de trouver, sur les vacuoles, une membrane périphérique en rapport avec l'épithélium. Mais toute forme de transition manque sous le rapport du contenu et en particulier sous le rapport de la coloration de la membrane aussi bien que de celle du contenu.

Une troisième possibilité, ce serait encore qu'il puisse s'agir d'une formation étrangère, analogue dans une certaine mesure aux tubes à psorospermies ou au corps de Rainey. Pour discuter cette hypothèse, il manque un fond suffisant d'observations.

La tumeur qui nous intéresse appartient, comme on peut voir, au groupe des cylindromes, et doit être comparée à celles des tumeurs décrites sous ce nom, qui sont de nature épithéliale. Comme beaucoup d'autres auteurs, nous pouvons regarder cette tumeur comme de nature cancéreuse, et on peut la rapprocher du cancer colloïde.

Dans ces cas aussi, la masse colloïde ou hyaline est déposée dans les alvéoles par le stroma conjonctif.

Dans ce cylindrome, une substance pénètre avec les vaisseaux dans les amas cellulaires, dont les éléments isolés sont disposés en forme de réseaux.

Pour ce qui concerne les corps capsulaires à contenu granuleux décrits en dernier lieu, ils correspondent en partie aux corps oviformes de Robin et des Français (qu'un d'entre eux a pris pour des œufs d'helminthes !). Dans cette description, ils ont été différenciés avec plus de soin des vacuoles claires. Car leur rapport ne semble pas établi avec celui-ci. Pour le reste, la tumeur coïncide tout à fait avec celle de Hermann (cas XLV).

OBSERVATION XLVII (de MM. GUSSENBAUER et PIETRZIKOWSKI).

Le 13 août 1884, un garçon de boucherie de 19 ans, Auguste B..., de Karbitz, fut admis à la clinique du professeur Gussenbauer. Encore quatorze semaines avant son entrée à l'hôpital, il avait toujours été bien portant. A ce moment, il remarqua dans la région du périnée, près de l'orifice externe de l'anus, l'apparition d'une tumeur grosse comme un œuf de poule, dure, peu mobile, non douloureuse, qui au début lui occasionnait peu de gêne, mais qui, déjà depuis quatre semaines, en raison de son rapide accroissement, devenait un obstacle pour la marche. En l'espace de quatre semaines, la tumeur avait envahi le périnée en avant et latéralement dans une égale proportion et atteignait la grosseur du poing.

Dans la suite, le malade n'observa plus un développement aussi rapide que dans les premières semaines, mais par contre des tuméfactions se formèrent dans les régions inguinales qui augmentèrent rapidement de volume, surtout à droite. En même temps que la tumeur périnéale augmentait, les mictions devinrent difficiles, le jet d'urine fut plus mince et l'émission de l'urine ne se fit plus qu'en pressant fortement ; la dernière semaine, il lui fut absolument impossible d'uriner et l'on dut recourir une fois au cathétérisme. La défécation aussi, dans la dernière semaine, ne se fit qu'avec grand effort. En même temps que la tumeur faisait des progrès, les forces du malade diminuaient sensiblement, et le malade, qui ne pouvait plus bouger qu'avec peine, fut forcé de rester la plus grande partie du jour couché.

L'augmentation progressive de la tumeur et des ganglions inguinaux, la difficulté des mictions, forcèrent le malade, qui avait essayé, sans succès, de divers onguents résolutifs, de s'adresser, sur les conseils du médecin qui le soignait, à l'hôpital de Prague, pour l'extirpation de cette tumeur.

A l'entrée du malade, on constate l'état suivant :

Le malade est grand, de constitution vigoureuse, assez bien développé. Au point de vue subjectif, il se plaint de douleurs pour marcher et parfois d'impossibilité passagère d'uriner.

L'examen de la région périnéale montre qu'elle est soulevée par une tuméfaction à peu près grosse comme le poing d'un homme. Elle commence immédiatement en arrière de la racine du scrotum, semble située sur la ligne médiane et elle s'étend à peu près également de chaque côté du raphé en atteignant en arrière l'orifice externe de l'anus. La tumeur a une forme ovale longitudinalement, la peau est fortement tendue au-dessus d'elle, pourtant on peut la plisser légèrement. La surface de la tumeur semble inégale, rugueuse ; on peut la délimiter assez nettement en avant au delà du bulbe de l'urèthre, en arrière on sent par le toucher son bord tranchant jusqu'en arrière de la paroi antéro-inférieure du rectum, repoussée de dehors en dedans. La consistance de cette tumeur est dure. En essayant de faire mouvoir toute la masse, on reconnaît qu'elle n'est que peu mobile, solidement adhérente à la portion membraneuse de l'urèthre. Par le toucher rectal, on peut se convaincre que la portion postérieure de la tumeur s'étend jusqu'au-dessous de la muqueuse rectale en arrière du sphincter anal externe, mais que la muqueuse rectale est assez mobile au-dessus de la tumeur. La prostate ne présente pas de différence de grosseur, elle est près de la tumeur, à environ un travers de doigt au-dessus, facile à sentir par le toucher et nettement délimitée d'avec la tumeur.

Par l'examen au cathétérisme, on constate que, dans la portion membraneuse, immédiatement en arrière du bulbe de l'urèthre, il y a un léger obstacle au passage, attendu que la tumeur comprime l'urèthre, d'arrière en avant, et semble se tenir en rapport intime avec l'urèthre. Cependant, si on éloigne la tumeur de l'urèthre, en la soulevant, la sonde passe sans difficulté dans l'urèthre lisse et arrive sans obstacle dans la vessie, assez distendue par une urine claire.

L'examen de l'urine ne permet d'y reconnaître aucun élément anormal ni au point de vue chimique, ni par l'examen microscopique.

Dans les deux régions inguinales, on voit surtout à droite des tumeurs un peu moins grosses que le poing, qu'à la palpation on reconnaît formées par des ganglions multiples, tuméfiées, de consistance dure. De chaque côté, elles envoient du côté de la partie antéro-supérieure de la cuisse et en haut, au-dessous du ligament de Poupart, des cordons épais, fortement adhérents. Les ganglions lymphatiques des régions hypogastrique et lombaire ne semblent pas augmentés de volume au toucher.

L'examen des organes thoraciques du malade ne montre rien d'anormal.

En considérant les caractères de la tumeur, son rapide accroissement, sa consistance, sa tendance à se confondre d'une façon intime avec les parties voisines, l'infection déjà existante des ganglions de la région, on pouvait sans aucun doute admettre que nous nous trouvions en présence d'une tumeur maligne, d'un carcinome ; seulement le point de départ ne semblait pas pouvoir être établi d'une façon bien certaine.

On pouvait exclure un carcinome partant de la prostate ou de la portion membraneuse de l'urèthre, car la tumeur se délimitait nettement d'avec la prostate, qui n'offrait d'ailleurs aucune modification au toucher et était parfaitement indépendante de la tumeur. Il n'y avait pas davantage moyen de penser à une tumeur maligne développée primitivement aux dépens de la muqueuse uréthrale, car la muqueuse de l'urèthre était absolument lisse, ne présentait aucune modification et qu'en outre les signes d'une affection uréthrale manquaient. De même il semblait falloir exclure une tumeur partant de la peau et se développant dans la profondeur, car, dans ce cas, on aurait certainement pu reconnaître le siège primitif du point de départ dans la peau.

Un sarcome qui se serait développé aux dépens de l'aponévrose périnéale, semblait à peine admissible, car il y avait déjà une infection prononcée des ganglions, bien que la tumeur se soit d'abord montrée dans la région où la partie spongieuse de l'urèthre devient membraneuse et perfore le feuillet moyen de l'aponévrose périnéale.

En dernier lieu, on ne pouvait plus penser qu'à une tumeur se développant dans les glandes de Cowper, en faveur de laquelle, de prime abord, semblait parler la localisation entre le bulbe et la prostate. Pour toutes ces raisons, je posai le diagnostic de néoplasme développé dans ces glandes, bien que, dans notre cas, en raison de la rareté de cette variété de tumeurs malignes encore mal connues, on ne pût porter qu'un diagnostic de probabilité.

L'extirpation de la tumeur, faite le 14 août, en même temps que l'ablation de tous les ganglions inguinaux infectés, confirma le diagnostic.

Après désinfection rigoureuse de tout le champ opératoire, l'évacuation du gros intestin, et l'introduction d'une sonde métallique dans la vessie, on fit, sous chloroforme, une incision menée sur la plus grande courbure de la tumeur, qui, passant sur la ligne médiane, partait du bulbe de l'urèthre jusqu'à l'orifice anal externe, ayant en tout 14 centim. de long. La séparation de la peau et du dartos déjà solidement adhérents en certains points de la tumeur, se fit sans difficulté ainsi que la mise à nu de la tumeur sur les côtés, après section de l'aponévrose superficielle du périnée, des muscles transverses du périnée superficiel et profond et l'incision des deux muscles ischio-caverneux.

Sur le bulbe de l'urèthre, avec lequel la tumeur était en rapport intime, on dût, de chaque côté, pour dépasser les limites de la tumeur, réséquer la plus grande partie du muscle bulbo-caverneux, et même dans la portion membraneuse de l'urèthre, pour éviter la blessure de l'urèthre, on dut recourir à une dissection attentive de la portion antérieure. Pour faire l'ablation complète de la tumeur sans blesser la paroi rectale, il fallut, après avoir introduit le doigt dans le rectum, sectionner de chaque côté entre le sphincter externe de l'anus et son releveur, au travers des faisceaux profonds de l'aponévrose périnéale, un morceau de la tumeur s'avançant en forme de cône du côté de la muqueuse rectale.

L'hémorrhagie, pendant cette longue opération, qui dura une heure trois quart, fut en somme très peu considérable, car l'incision ne fut faite qu'après ligature des tissus distendus.

Après extirpation de la tumeur, on vit, au fond du champ opératoire en avant, le bulbe de l'urèthre complètement mis à nu par la dissection, puis la portion membraneuse de l'urèthre tendue en longueur et limitée de chaque côté par l'aponévrose propre du périnée sectionné, et, en arrière, apparaissait la prostate aucunement modifiée dans la forme et la grosseur. L'extirpation est faite sans blessure de l'urèthre ou du rectum.

Après avoir désinfecté à fond la plaie avec du sublimé à 1/2000, elle fut suturée dans toute sa longueur, sauf à l'angle le plus postérieur, dans lequel fut introduit un drain. Après avoir mis un pansement provisoire, on procéda à l'extirpation des ganglions inguinaux des deux côtés. L'extirpation en fut assez laborieuse, surtout à droite, où les tumeurs ganglionnaires, grosses comme une noisette ou même une noix, ne furent séparées qu'avec peine de la gaîne des vaisseaux à laquelle ils adhéraient. De ce côté, il fallait également disséquer un cordon lymphatique suivant le trajet des vaisseaux jusque sur la face antéro-supérieure de la cuisse. Pour éviter toute rétention de sécrétion, les plaies inguinales ne furent que partiellement suturées, le milieu des deux incisions fut laissé libre et, après les avoir soigneusement désinfectées, on plaça un pansement à la gaze au sublimé, comprimant les deux plaies inguinales et le périnée.

En ce qui concerne les suites de l'opération, il y a peu de chose à dire. Elles furent très favorables. Les deux premiers jours seulement la température vespérale monta à 38°-38°4; à part cela, le malade resta absolument exempt de fièvre; dans la première semaine après l'opération, il dut être sondé; au bout de huit jours, il commença à uriner spontanément, et la défécation qui, au commencement, avait été très douloureuse, se fit bientôt sans difficulté; les grandes plaies se réunirent en grande partie par première intention et seuls les points qui avaient été laissés ouverts demandèrent un peu plus de temps pour la cicatrisation.

Quatre semaines après l'opération, le malade quitta la clinique avec une plaie périnéale complètement fermée et avec des plaies inguinales bourgeonnant déjà à leur surface, de la grosseur à peu près d'une pièce de deux sous. L'état général s'était notablement amélioré, le malade commençait à marcher sans douleur; il urinait spontanément, et l'endroit de l'opération ne laissait reconnaître aucune trace de récidive.

J'emprunte aux nouvelles que j'ai reçues de lui par son frère, ce qui suit :

Jusqu'au mois de décembre 1884, le malade s'est tout à fait bien trouvé. Depuis il put remarquer une tuméfaction lentement progressive des extrémités inférieures. Six mois après l'opération, en février 1895, le père écrit que son fils est obligé de garder le lit. L'enflure des pieds a notablement augmenté, toutes les plaies sont bien cicatrisées, mais le bas-ventre du malade est tuméfié, les forces ont diminué. Sur les cicatrices, aucune trace nouvelle de tumeur. Comme le médecin traitant déclarait que toute nouvelle tentative opératoire n'était pas utile et impraticable, et que le transport du malade à la clinique devait occasionner de grandes difficultés, le père abandonna l'idée de reconduire à nouveau le malade à l'hôpital. Les dernières nouvelles sont du mois de juin 1885, elles disent que l'état est absolument désespéré, que l'œdème augmente, que les forces s'en vont, que le malade n'a pas d'appétit et qu'il a maigri considérablement. Depuis, malgré deux demandes successives, je n'ai plus entendu parler du malade.

J'en arrive maintenant à la description de la tumeur extirpée :

Elle présente une forme ovale à grand diamètre longitudinal. Elle mesure 12 centim. de long, 5 à 6 de hauteur et 8 centimètres et demi dans son plus grand diamètre transversal. La plus grande circonférence est de 21 centim. La surface de la tumeur est arrondie, elle présente la forme d'une demi-ellipse, la base est aplatie et porte au milieu, dans sa portion postérieure, un enfoncement en forme de rigole, dans lequel pouvait se loger la portion membraneuse de l'urèthre, tandis que de chaque côté de cet enfoncement se trouvent deux bourrelets longitudinaux intimement liés à la masse de la tumeur. La portion de la tumeur située à gauche de l'enfoncement semble un peu plus volumineuse et dépasse aussi, en largeur et en hauteur sur une coupe transversale, la cavité droite de la tumeur, ce qui semble montrer que de la surface externe la tumeur a eu un développement asymétrique en faveur du côté gauche.

Sur la face postérieure de la tumeur, on voit deux prolongements cunéiformes, qui semblent partir de la masse totale de la tumeur et correspondent aux parties qui se sont développées du côté du rectum. La surface de la tumeur, qui offre à peu près partout une consistance molle, élastique, est recouverte de plus ou moins grosses nodosités qui, en partie, font saillir la capsule, formée des restes des muscles et des aponévroses et en partie l'ont déjà traversée.

Sur une coupe, on reconnaît que la tumeur est formée par des parties assez riches en suc, d'un blanc grisâtre, unies les unes aux autres par un stroma conjonctif, et qu'elle imite dans son ensemble la structure d'une glande.

Les nodosités et les prolongements de la tumeur sont entièrement entourés d'une enveloppe fibreuse, dense, qui se décompose à son tour en plusieurs petites portions secondaires par des fibres dirigées, les unes concentriquement, les autres radiculairement. A la périphérie de la tumeur, on reconnaît quelques restes de la musculature striée pénétrant dans la profondeur et traversée par le tissu de la tumeur.

On fit des coupes en série de la tumeur, afin de voir si l'on pourrait retrouver les restes d'une des glandes de Cowper ou de ses canaux excréteurs. Mais le résultat fut négatif.

Les tumeurs inguinales, dont plusieurs étaient presque de la grosseur d'une noix, d'autres de la grosseur d'un haricot à celle d'une noisette, étaient réunies par un tissu capsulaire assez dense et montraient sur une coupe, pratiquée dans les plus gros de ces ganglions, des métastases secondaires qui avaient envahi le parenchyme de la glande en totalité ou bien, comme les petites glandes, n'en avaient atteint que le centre. L'espect extérieur de ces infections secondaires correspond comme couleur, disposition et structure aux caractères de la tumeur primitive.

Si l'examen macroscopique permettait déjà d'admettre un néoplasme primitif des glandes, cela fut encore confirmé par l'examen microscopique des coupes des parties les plus différentes de la tumeur, qui présentaient toujours les mêmes caractères.

Les coupes au microtome de la tumeur, durcies à l'alcool absolu, montrèrent, après coloration avec l'hématoxyline, aussi bien dans la tumeur que dans les préparations des ganglions lymphatiques, toujours la même structure. Dans un stroma assez riche, avec des trabécules fibrillaires, alvéolaires, on voit, à un faible grossissement, une grande quantité d'éléments cellulaire ronds, en partie solidement serrés les uns aux autres, en partie séparés par de petites lacunes.

Dans les restes cellulaires plus ou moins gros, les cellules apparaissent le plus souvent assez grosses, rondes, à un ou à plusieurs noyaux.

A un plus fort grossissement, le stroma propre forme de plus ou moins fortes masses ; il est partout renforcé par de nombreuses fibres musculaires lisses et contient par places de plus ou moins nombreuses cellules rondes, riches en protoplasma, finement granulées, de grosseur variable, dont les dimensions dépassent d'au moins une fois la grosseur des leucocytes. Ces cellules sont placées au milieu d'une substance intermédiaire rare. En certains points, la structure aréolaire ressort très nettement, et en ces points les éléments cellulaires sont très variables comme grosseur. Sur les coupes prises à la périphérie de la tumeur, on peut reconnaître le reste des fibres musculaires striées, qui souvent peuvent être suivies jusque dans la profondeur des parties de la tumeur.

D'après cet examen, on doit regarder la tumeur comme un carcinome très riche en cellules, dont les cellules ont en grande partie perdu leur caractère épithélial, fait que nous avons eu l'occasion de voir souvent dans les carcinomes glandulaires à développement rapide. La structure alvéolaire, aussi bien que la structure glandulaire, se retrouvant dans toute l'étendue de la tumeur, ne laisse aucun doute sur l'origine primitive du carcinome dans les glandes. En raison de la localisation du néoplasme, de l'intégrité de la prostate et de son indépendance de la tumeur, on peut avec grande vraisemblance regarder ce néoplasme comme un carcinome primitif des glandes de Cowper. Sans doute, dans le tissu néoplasique, il n'a été nulle part possible de retrouver un restant du parenchyme glandulaire primitif, ni de ses canaux excréteurs. Mais le développement d'une tumeur dans le tissu propre d'une glande, la pénétration multiple et bien prononcée de la tumeur par des fibres musculaires lisses s'avançant entre les lobules de la néoplasie, la présence d'un stroma néoplasique formé par du tissu conjonctif fibrillaire et de fibres musculaires lisses autorise à considérer les glandes de Cowper comme point de départ de la tumeur.

CONCLUSIONS

L'épithélioma primitif de l'urèthre, aussi fréquent chez l'homme que chez la femme, est une affection assez rare.

Cette tumeur n'a pas de siège de prédilection dans l'urèthre. On la trouve aussi bien dans la portion pénienne que dans la portion périnéale du canal.

Au point de vue histologique, il s'agit presque toujours d'un épithélioma pavimenteux lobulé.

Les rétrécissements blennorrhagiques et les traumatismes (chute, accouchements) favorisent son développement.

Chez l'homme, l'épithélioma de l'urèthre est presque toujours compliqué de fistules urinaires.

Le diagnostic précoce de la tumeur est aujourd'hui possible, grâce à l'endoscopie uréthrale.

Le cancer de la glande de Cowper se distingue de l'épithélioma de l'urèthre par ses symptômes et par son siège.

Le pronostic de l'épithélioma de l'urèthre est très grave.

La résection de l'urèthre peut donner de bons résultats au début de la maladie.

L'amputation de la verge ou même l'émasculation totale est au contraire indiquée si la néoplasie a atteint un certain développement.

Chez la femme, l'envahissement de plus de la moitié du canal rend la réussite de l'opération douteuse.

Comme traitement palliatif on doit essayer la cystostomie sus-pubienne ou encore, chez la femme, l'établissement d'une fistule vésico-vaginale.

INDEX BIBLIOGRAPHIQUE

Albarran. — Épithélioma primitif de l'urèthre. Émasculation totale. *Gaz. des hôpitaux*, 15 novembre 1894.

Albarran. — Émasculation totale pour épithélioma primitif de l'urèthre. *Huitième Congrès français de Chirurgie*, Lyon, 1894, p. 140.

Albert. — *Lehrbuch der Chirurgie u. Operationslehre*, 1895, IV, p. 231.

Bardenheuer. — *Jahresbericht aus dem Cölner Bürgerspital*, 1875, p, 222.

Beck. — A case of primary squamous carcinoma of the bulbous portion of the urethra. *International Clinics*. Ser. II, vol. II, p. 256. Y. J. Pentland, Edinburgh, 1893.

Billroth. — *Chirurgische Klinik*. Zürich, 1860-1867, p. 344, Berlin, 1869.

Birch-Hirschfeld. — *Lehrbuch der pathol. Anatomie*, 1885, vol. II, p. 741.

Bouilly. — *Manuel de Pathologie externe*, 1886, vol. IV, p. 154.

Buday. — Beitrag zur Kenntniss der Penisgeschwülste. *Langenbeck's Archiv.*, vol. 49, p. 101.

Carcy. — *De l'épithéliome primitif de l'urèthre prémembraneux*. Thèse, Paris, H. Jouve, 1895.

Cornil et **Ranvier**. — *Manuel d'Histologie pathologique*, vol. I, 1884.

Courtois. — *Transformation épithéliomateuse des fistules urinaires*. Thèse, Montpellier, 1886.

Czerny. — Voir WITZENHAUSEN.

Daumy. — *Des tumeurs péri-uréthrales chez la femme*. Thèse, Paris, G. Steinheil, 1895.

Demarquay. — *Maladies chirurgicales du pénis*. Paris, 1877.

Dictionnaire de Médecine en 30 volumes, 1846. Ed. II, vol. XXX, p. 88.

Dietzer. — *Ueber Carcinom der weiblichen Urethra*. Thèse, Berlin, 1893.

Emmert. — *Lehrbuch der spez. Chirurgie*, 1862, II, p. 689.

Englisch. — In *Zuelzer's Klin. Handbuch der Harn-u-Sexualorgane*, vol. III, 1894.

Foerster. — *Handbuch der spec. pathol. Anatomie,* vol. II, p. 551, Leipzig, 1863.

Follin et **Duplay**. — *Traité élémentaire de Pathologie externe*, vol. VII, p. 128, 1888.

Frankenthal (E. Lester). — Ein Fall von primärem periurethralen Carcinom des Weibes. *Münchener med. Wochenschrift*, 1889, n° 11, p. 197.

Fuller. — A case of cancer of the urethra. *Journ. of cutan. and genito-urin. Diseases*, avril 1895, p. 158.

Goldschmidt. — *Zur Kasuistik der Tumoren der weiblichen Harnröhre*. Thèse, Berlin, 1893.

Griffiths. — Epithelioma of the male urethra. *Transactions of the Pathological Society of London*, vol. XL, 1888-1889, p. 177.

Gruenfeld. — Die Endoscopie der Harnröhre und Blase. *Deutsche Chirurgie.* Livr. 51, 1885, p. 193.

Gueterbock. — *Die Krankheiten der Harnröhre und der Prostata.* Leipzig, 1890.

Guiard. — Transformation en épithélioma à marche rapide de trajets fistuleux consécutifs à un rétrécissement de l'urèthre. *Annales des maladies des organes génito-urinaires*, 1883, VIII et IX.

Gurlt. — Beiträge zur chirurgischen Statistik. *Langenbeck's Archiv.*, XXV, p. 421.

Guyon. — *Leçons cliniques sur les maladies des voies urinaires.* Paris, 1894.

Hallé. — Voir WASSERMANN.

Herrmann. — Voir PAQUET.

Hutchinson. — Epithelial cancer of the mucous membrane of the urethra. *Transact. of Pathol. Soc. of London*, vol. XIII, 1861-62, p. 167.

Jarjavay. — *Traité d'Anatomie chirurgicale*, vol. I, p. 345, Paris, 1852.

Kaufmann. — Krankheiten der männlichen Harnröhre und des Penis. *Deutsche Chirurgie*, livr. 50 A.

Kocher. — Voir KAUFMANN.

Kœnig. — *Lehrbuch der speciellen Chirurgie*, 1877, vol. II, p. 319.

Lahaye. — *Du cancer primitif du vestibule et de la vulve.* Thèse Paris, 1888. A. Davy.

Lesser. — *Die specielle Chirurgie in 50 Vorlesungen.* Iéna, 1865, p. 461.

Lwow. — De l'épithélioma primitif de l'urèthre (russe). *Wratch*, 1889, p. 745.

Melchiori. — In thèse LAHAYE.

Munn. — Malignant disease of the female urethra. *Med. News*, 1892, p. 489.

Oberländer. — Beitrag zur Lehre vom primären Carcinoma urethrae. *Internat. Centralblatt für Harn-und Sexualorgane*, 1893, IV, p. 244.

Paquet et Herrmann. — Sur un cas d'épithélioma de la glande de Cowper. *Journ. de l'anat. et de la physiol. norm. et path.*, 1884, p. 615, publié par ROBIN et POUCHET.

Pietrzikowski. — Ein Fall von primärem Carcinom der Cowper'schen Drüsen. *Zeitschrift für Heilkunde*, IV, p. 421. Prague, 1885.

Poncet. — Du cancer profond de la verge (Épithéliome intrapérinéal). *Gazette hebdomad.*, 6 mai 1881, p. 282.

Reichel. — Ueber Carcinom der weiblichen Harnröhre. *Sitzungsbericht der Würzburger physik. medic. Gesellschaft*, 1891, 9 mai.

Riberi. — In Thèse LAHAYE.

Rokitansky. — *Lehrbuch der path. Anatomie*, vol. III, p. 230, 1861.

Rupprecht. — Heilbarkeit des frühzeitig erkannten Harnröhrenkrebses. *Centralblatt für Chirurgie*, n° 46, p. 1119, 1894.

Schlesinger. — Ein Fall von periurethralem Carcinom des Weibes. *Wochenblatt der K. K. Gesellschaft der Aerzte in Wien*, VIII, 1868, p. 273.

Schüller. — Ein Beitrag zur Anatomie der weiblichen Harnröhre. *Virchow's Archiv*, vol. 94, IV, 1883, p. 405.

Schustler. — Ueber einen Fall von Epithelialcarcinom der männlichen Harnröhre. *Wiener med. Wochenschrift*, 1881, p. 120.

Skene. — *Diseases of the Bladder and Urethra in Women.* New-York, 1887.

Soullier. — *Du cancer primitif du méat urinaire chez la femme.* Thèse, Paris, 1889. Ollier-Henry.

Thiaudière. — Nouvelle espèce de rétrécissement de l'urèthre. Nouveau procédé opératoire. *Bullet. général de thérapeutique*, VII, 1834.

Thiersch. — *Der Epithelialkrebs namentlich der Haut.* Leipzig, 1865, cas 92, p. 283.

Thomas. — Cancer of the female urethra. *Amer. Journ. of Obstet.*, 1877, p. 114.

Trzebicki. — Ein Fall von primärem Krebs der männlichen Harnröhre. *Wiener med. Wochenschrift*, 1884, n° XX, XXI, p. 606.

Ueberschuss. — *Beiträge zu der Lehre von den primären Carcinomen der weiblichen Urethra.* Thèse, Würzburg, 1891.

Wassermann et **Hallé**. — Uréthrite chronique et rétrécissements, in *Annales des maladies des organes génito-urinaires*, avril, mai 1894.

Winckel. — Die Krankheiten der weiblichen Harnröhre und Blase. *Deutsche Chirurgie*, liv. 62, chap. IV.

Winckel. — *Die Pathologie der weiblichen Sexualorgane*, p. 93. Leipzig, 1881.

Von Winiwarter. — *Beiträge zur Statistik der Carcinome.* Stuttgart, 1878.

Witzenhausen. — Das primäre Carcinom der Urethra. BRUNS : *Beiträge zur klinischen Chirurgie*, vol. VII, p. 571. Tübingen, 1891.

Zweifel. — Bildung einer künstlichen Harnröhre mit künstlichem Sphincter. *Centralblatt für Chirurgie*, 1893, p. 785.

PLANCHE 1

Aspect des organes génitaux externe avant l'opération.

Verge tuméfiée.
Scrotum épaissi avec plusieurs fistules.
Fistule urinaire au-dessus de la symphyse.

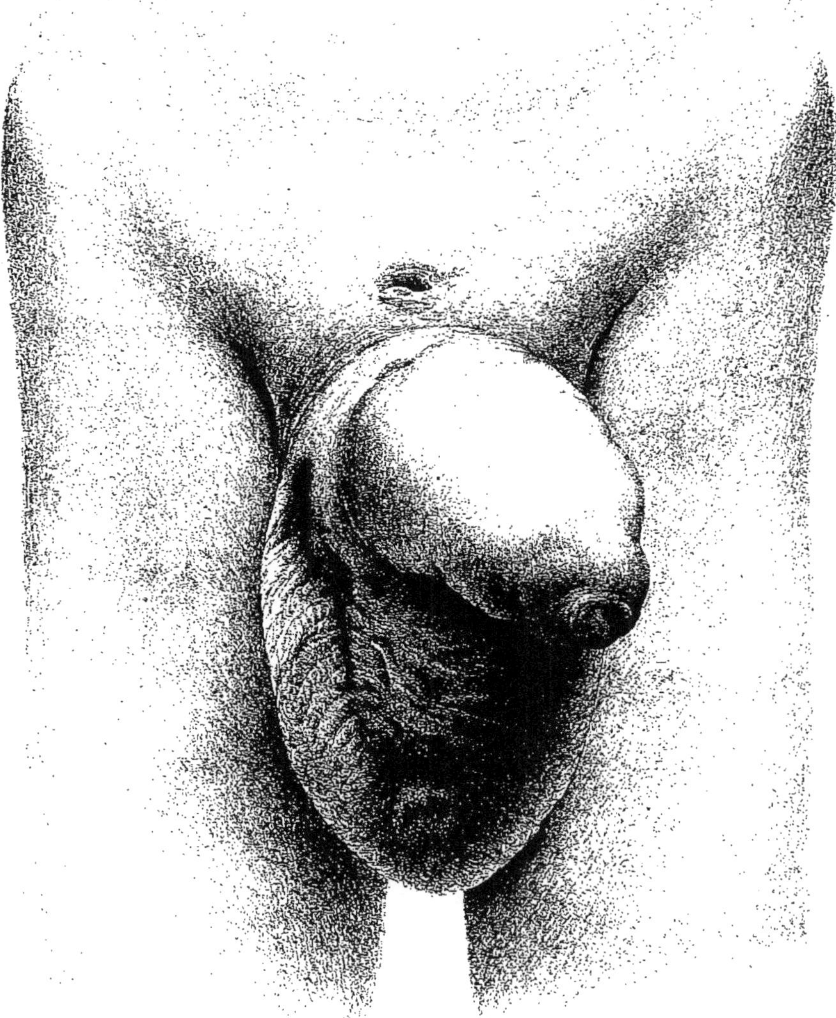

Épithélioma primitif de l'urèthre.

W.   II..

PLANCHE II

Aspect du malade après l'émasculation totale.

L'orifice externe de l'urèthre se trouve au-dessous du milieu de la cicatrice
verticale ayant l'aspect d'une vulve. Dans les deux aines, cicatrices de
l'extirpation ganglionnaire.

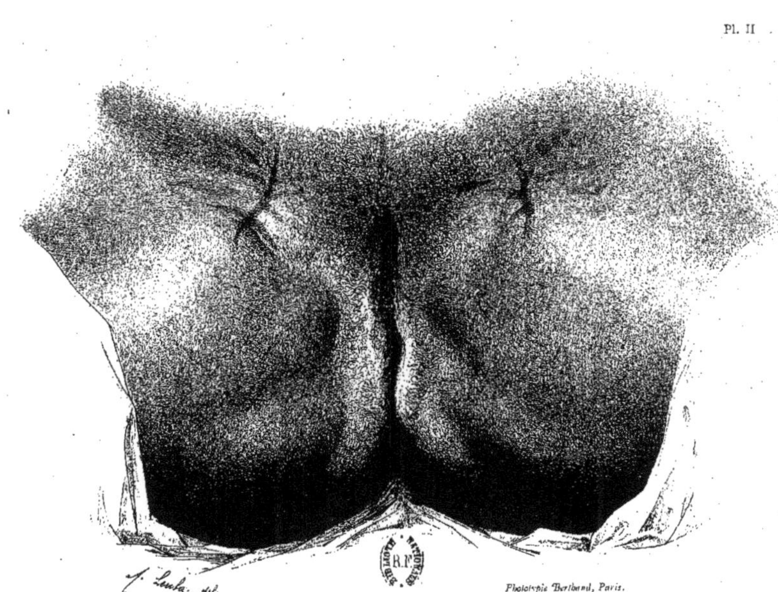

Épithélioma primitif de l'urèthre.

PLANCHE III

Fig. I. — (Verick, obj. I, ocul. II.)

*Vue d'ensemble d'une partie de l'épithélioma de l'urèthre, cavité uréthrale
en haut.*

Fig. II. — (Verick, obj. II, ocul. II.)

*Détails histologiques d'un fragment de la tumeur, montrant des boyaux
épithéliaux et des globes épidermiques.*

Fig. I.

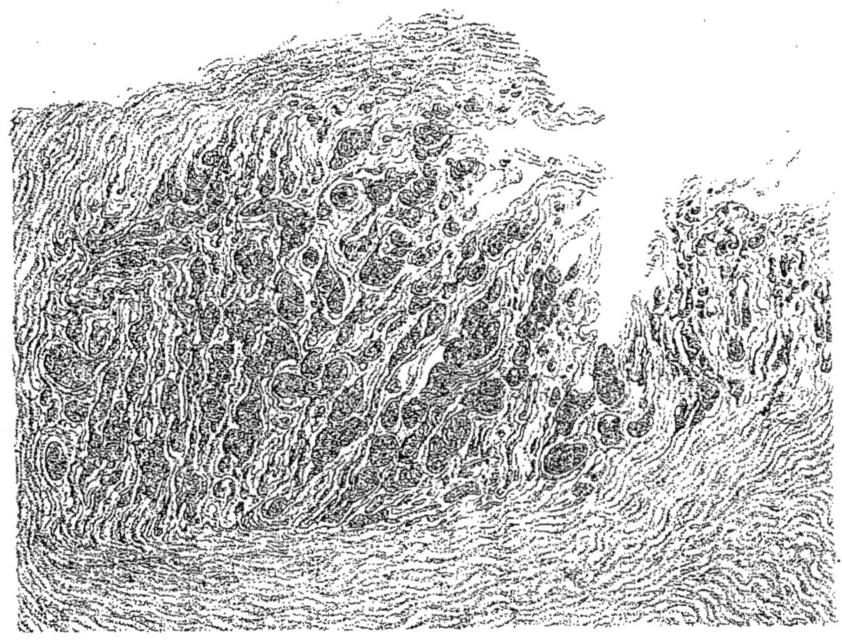

Fig. II.

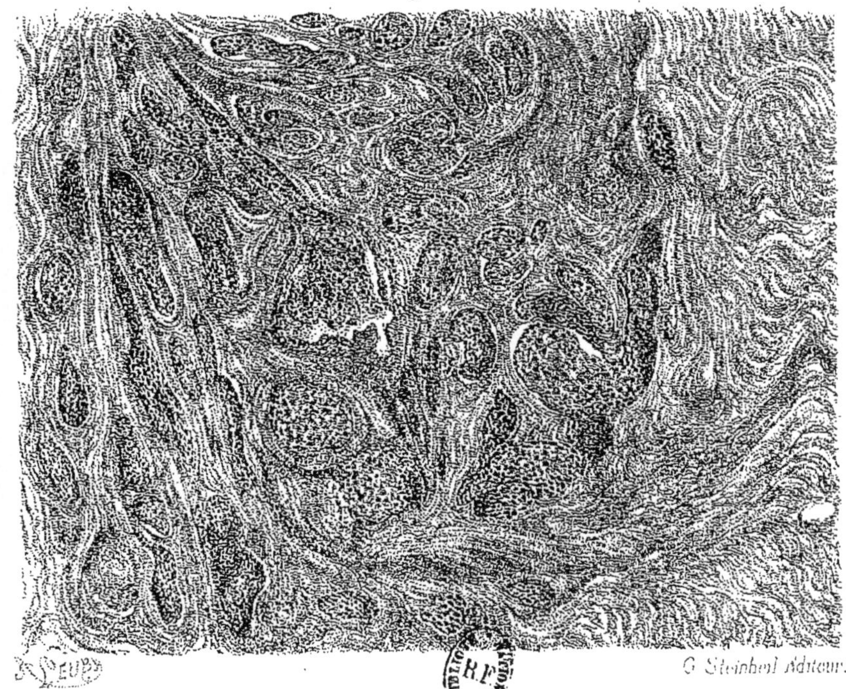

Épithéliome primitif de l'Urèthre.

G. Steinheil Éditeur.

TABLE DES MATIÈRES

IMPRIMERIE LEMALE ET Cie, HAVRE

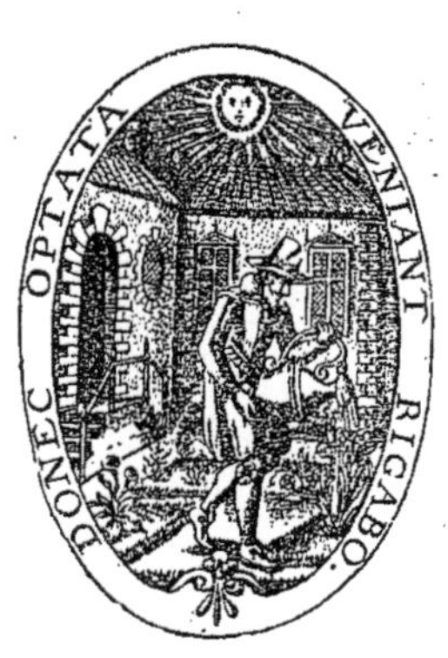

IMPRIMERIE LEMALE ET Cie, HAVRE

9 782329 126869